Dr FÉLIX LOBLIGEOIS

Ancien externe des Hôpitaux
Médaille de bronze de l'Assistance Publique
Médaille d'honneur (en argent) des épidémies
(diphtérie 1901)
Ancien interne provisoire
des Asiles d'aliénés de la Seine

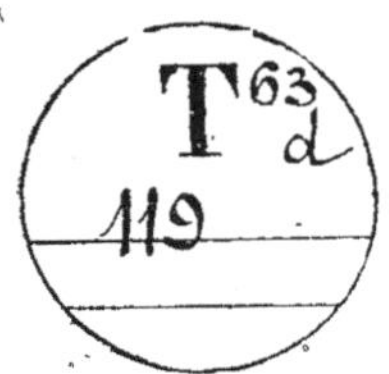

ÉTUDE CLINIQUE ET DIAGNOSTIQUE

DES

ERYTHÈMES SCARLATINIFORMES

ET DE

LA SCARLATINE VRAIE

APPARAISSANT AU COURS DE LA DIPHTÉRIE

VALEUR DIAGNOSTIQUE
DE L'EXAMEN DU SANG ET DE LA DIAZORÉACTION DE EHRLICH

PARIS
IMPRIMERIE F. LEVÉ
17, RUE CASSETTE, 17
—
1902

LES

ÉRYTHÈMES SCARLATINIFORMES

ET LA

SCARLATINE VRAIE

AU COURS DE LA DIPHTÉRIE

ÉTUDE CLINIQUE ET DIAGNOSTIQUE

DES

ÉRYTHÈMES SCARLATINIFORMES

ET DE

LA SCARLATINE VRAIE

APPARAISSANT AU COURS DE LA DIPHTÉRIE

VALEUR DIAGNOSTIQUE
DE L'EXAMEN DU SANG ET DE LA DIAZORÉACTION DE EHRLICH

PAR

LE Dʳ FÉLIX LOBLIGEOIS

Ancien externe des Hôpitaux

Médaille de bronze de l'Assistance Publique

Médaille d'honneur (en argent) des épidémies (diphtérie 1901)

Ancien interne provisoire des Asiles d'aliénés
du Département de la Seine.

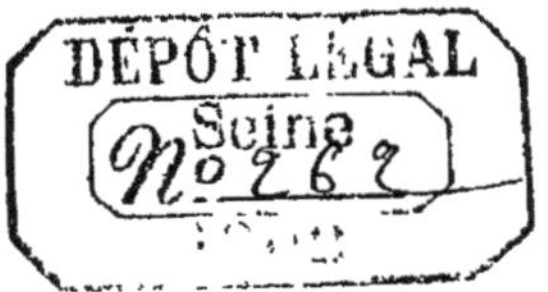

PARIS

IMPRIMERIE F. LEVÉ

17, RUE CASSETTE, 17

1902

A LA MÉMOIRE DE MES GRANDS-PARENTS

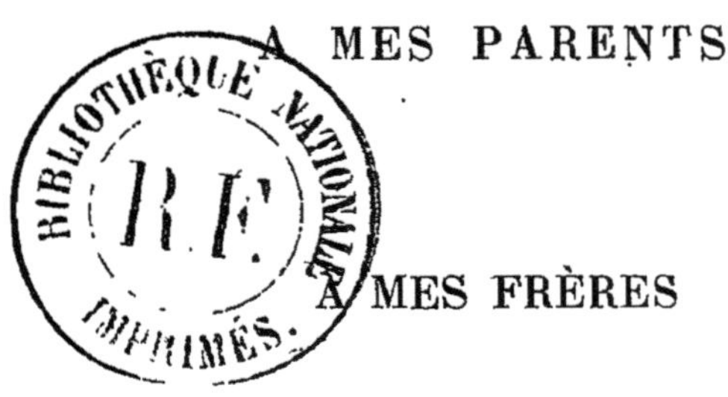

A MES PARENTS

A MES FRÈRES

A MES MAITRES DANS LES HOPITAUX

A MES MAITRES DANS LES ASILES D'ALIÉNÉS

A MES AMIS

A MON PRÉSIDENT DE THÈSE

M. LE PROFESSEUR DIEULAFOY

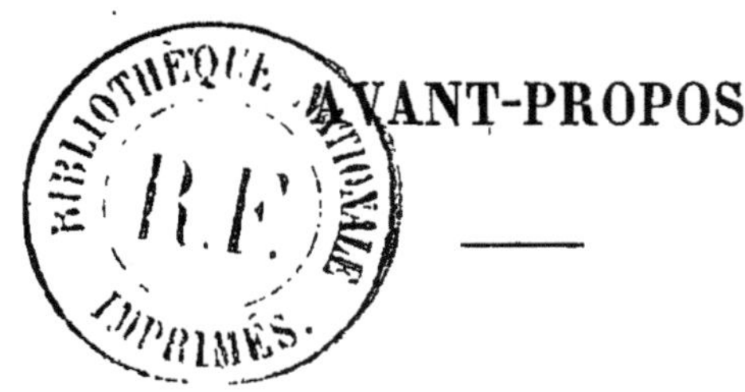

AVANT-PROPOS

A peine étions-nous entré au pavillon de la diphtérie de l'ancien hôpital Trousseau, dans le service de
M. le Dr Guinon, que nous étions frappé, après beaucoup d'autres, de la grande difficulté qu'il y avait dans
certains cas à différencier les éruptions sériques scarlatiniformes des éruptions de scarlatine vraie survenant au cours de la diphtérie. Sans doute, dans quelques cas, la diagnostic est pour ainsi dire évident et
saute aux yeux, mais d'autres fois, par contre, un ob-
servateur même exercé hésite, et nous avons vu de
bons cliniciens experts dans les maladies des enfants
avouer que parfois ils étaient obligés d'attendre la fin
de l'évolution de la maladie pour pouvoir se prononcer.
Nous avons retrouvé cette opinion chez bien des
auteurs : nous verrons d'ailleurs qu'elle est pleinement
justifiée.

Cette difficulté du diagnostic disparaîtra le jour où
l'on connaîtra l'agent pathogène de la scarlatine, mais
en attendant, la clinique avec ses seules ressources propres est parfois impuissante à résoudre ce problème :
problème bien intéressant puisque de sa solution

dépendent les mesures à prendre en cas de scarlatine pour isoler le malade, et éviter ainsi la propagation de la scarlatine soit dans les familles, soit surtout dans tout le service de la diphtérie, dans le cas où le malade est soigné à l'hôpital.

Nous étions donc très préoccupé de ce problème quand, ayant eu l'occasion de rechercher systématiquement la diazoréaction de Ehrlich dans la diphtérie, nous fûmes frappé de son extrême rareté au cours de cette affection, et, dans un petit travail où nous résumions nos recherches, comparant cette rareté à la fréquence de la diazoréaction dans la scarlatine, nous émettions cette idée que la recherche de la diazoréaction pourrait être de quelque valeur dans le cas de doute entre un érythème scarlatiniforme d'origine sérique et une scarlatine vraie survenant au cours de la diphtérie.

C'est cette idée que nous avons reprise, pour laquelle nous avons fait de nouvelles recherches, qui constitue en partie l'objet de ce travail dans lequel nous comparerons les érythèmes scarlatiniformes et la scarlatine. Mais, avant d'exposer les résultats auxquels nous sommes arrivé par l'examen du sang et des urines, il nous faut accomplir un devoir bien doux en adressant tous nos remerciements à nos maîtres dans les hôpitaux.

En nous accordant une place d'externe en première année dans son service, M. le Dr Rendu nous a fait une faveur dont nous lui gardons une profonde reconnaissance ; nous ne pouvions être à meilleure école pour apprendre la vraie clinique . Et c'est là que nous avons appris aussi à avoir le respect du malade d'hôpital, et à ne pas le considérer uniquement comme un champ d'expérience commode.

Nous avons trouvé d'ailleurs ce même précepte auprès de M. le Dr Michaux, à qui nous devons les notions chirurgicales que nous possédons, et qui, non content d'être pour nous un chef dont l'enseigne-ment nous a été précieux, a toujours voulu être aussi un ami très sûr: qu'il accepte ici l'expression de notre respectueuse gratitude.

Faisant à ses principes une exception dont nous le remercions d'autant plus vivement, M. le Dr Brault a bien voulu nous garder deux années dans son service : c'est dire combien nous nous trouvions bien de cet enseignement dans lequel il sait si bien joindre l'agréable à l'utile.

Nous ne savons comment remercier M. le Dr Guinon qui nous a initié à la si difficile médecine infantile, et qui, autant par ses leçons si claires que par son exemple, nous a montré comment on peut inspirer confiance aux petits malades et venir à bout d'un examen parfois délicat.

M. le Dr Barbier, pendant le temps trop court que nous avons passé dans son service, nous a montré une confiance dont nous sommes fier et dont nous sentons tout le prix. En nous ouvrant encore largement son service pour nous permettre d'y trouver les matériaux nécessaires à ce travail, il s'est acquis des droits, que nous sommes heureux de proclamer, à notre reconnaissance.

Pendant le temps trop court que nous avons passé dans le service de M. le Dr Achard, nous avons appris de quelle utilité pouvaient être les récentes découvertes de la physique et de la chimie biologique appliquées à la clinique.

Nous adressons aussi nos remerciements à nos autres maîtres dans les hôpitaux, MM. Bar, de Beurmann, de Grandmaison, Legry, Lejars, P. Londe, Rigal, Léon Tissier et Toupet.

Pendant les mois trop rares que nous avons passés dans les asiles d'aliénés, nous n'avons eu qu'à nous louer de l'amabilité et de l'enseignement de MM. Blin et Dupain, médecins en chef de l'asile de Vaucluse, à qui nous disons ici notre sincère gratitude.

Merci aussi à M. Maurice Lœper qui s'est toujours montré un ami très dévoué, et qui, en nous inspirant l'idée de ces recherches sur la diazoréaction, a été le premier instigateur de ce travail.

Nous sommes conscient du grand honneur que M. le professeur Dieulafoy nous fait, en acceptant la présidence de notre thèse.

Puissions-nous toujours marcher dans la voie de la dignité professionnelle, suivant l'exemple de notre vénéré père le Dr Lobligeois !

AVERTISSEMENT

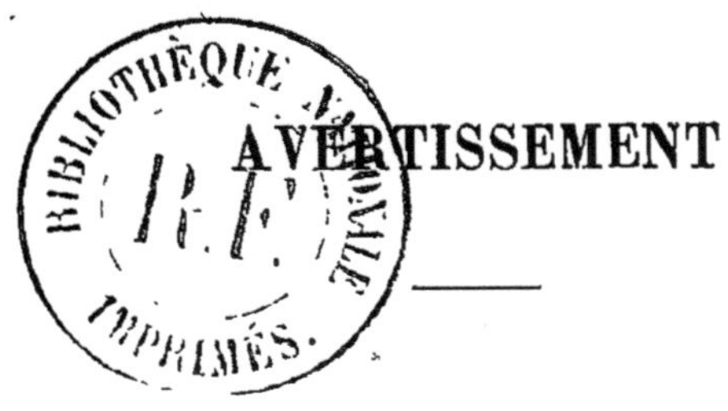

A l'exception de l'observation I publiée par Hartung,
toutes les observations de diphtérie contenues dans ce
travail ont été recueillies dans les services suivants :

Du 1er mars 1900 au 15 janvier 1901 : dans le service de M. le Dr Guinon, au Pavillon Bretonneau de
l'ancien Hôpital Trousseau.

Du 15 janvier 1901 au 1er avril 1901 : dans le service de M. le Dr Barbier, au même pavillon.

A partir du 1er avril 1901 : dans le service de M. le
Dr Barbier, au Pavillon Pasteur de l'Hôpital Hérold.

Toutes ces observations sont personnelles, sauf les
observations nos VI, IX, XVI, XIX, XXIV, XXXV,
recueillies par les élèves de ces services.

PLAN

Dans un premier chapitre, nous étudierons rapidement les érythèmes scarlatiniformes que l'on rencontre au cours de la diphtérie.

Nous verrons leur fréquence et la variabilité de leurs caractères. Nous verrons dans un second chapitre comment se comporte la scarlatine survenant au cours de la diphtérie.

Le parallèle des érythèmes sériques scarlatiniformes et des éruptions scarlatineuses fera l'objet du troisième chapitre, en y joignant la difficulté clinique de ce diagnostic.

L'essai du diagnostic différentiel par l'examen du sang et par la diazoréaction de Ehrlich sera la matière des deux derniers chapitres.

CHAPITRE PREMIER

LES ÉRYTHÈMES SCARLATINIFORMES AU COURS DE LA DIPHTÉRIE

Avant l'usage du sérum antidiphtérique, on avait déjà signalé des exanthèmes d'aspects divers survenant au cours de la diphtérie : c'est Borsiéri qui semble le premier en avoir fait mention. Puis, après une période où ils sont passés sous silence par les auteurs, le mémoire de Germain Sée à la Société médicale des hôpitaux, en 1858, appelle de nouveau l'attention sur eux. « Germain Sée les considérait, non comme des fièvres éruptives marchant de concert avec la diphtérie, mais comme des manifestations cutanées de l'intoxication diphtérique. Cette communication n'a pas été sans provoquer certaines réserves ; on objecta que les soi-disant rashs diphtériques n'étaient que des scarlatines méconnues » ; ainsi s'exprime Sanné dans son article « diphtérie » du Dictionnaire de Dechambre : nous voyons donc que, dès le début, la confusion possible de ces exanthèmes avec la scarlatine avait frappé les auteurs.

Ils apparaissent du premier au septième jour de la maladie, du deuxième au troisième jour de l'entrée dans les salles quand le malade est soigné à l'hôpital : ces limites ont été rarement dépassées. Leur durée est courte : un jour ou deux au plus (Sanné). Ils s'accompagnent d'un petit mouvement fébrile qui tombe le lendemain (Sée).

« L'érythème scarlatinoïde de la diphtérie débute par les poignets, les coudes, les genoux, les malléoles, les fesses ; il est rarement primitif, plus souvent consécutif à un érythème polymorphe ; une fois constitué, il envahit rapidement les membres supérieurs et inférieurs, le thorax ensuite, respectant presque toujours la face : à ce moment, la rapidité même de son extension, la couleur rouge écarlate qu'il présente, accompagnée de l'état chagriné de la peau, la disparition instantanée par la pression du doigt, le font ressembler *à s'y méprendre* à une vraie éruption de scarlatine (Mussy) ». Cette éruption revêt les différentes formes de la scarlatine, n'est pas suivie de desquamation et peut être suivie de scarlatine vraie (Sée).

MM. Mussy (dans sa thèse) et Hutinel (*Archives générales de médecine*, octobre 1892) ont signalé aussi des érythèmes scarlatiniformes tardifs au cours de la diphtérie : ils seraient accompagnés d'une dépression profonde des forces, avec aspect terreux de la face, yeux excavés, nez effilé, procédant parfois par poussées successives et ordinairement mortels.

Depuis l'emploi du sérum antidiphtérique, les exanthèmes survenant au cours de la diphtérie sont notés plus fréquemment et avec des caractères à peu près identiques ; voici leur symptomatologie d'après Poix.

Ils apparaissent le plus souvent du 5ᵉ au 13ᵉ jour (dans leur forme scarlatinoïde ils seraient plutôt tardifs, d'après Dubreuilh) ; ils peuvent apparaître à deux reprises différentes chez un même malade (un cas de Legendre et un de Asch, cinq cas cités par Hartung entre autres) ; ils ont pour point de départ l'endroit où l'on a fait la piqûre de sérum ou tout autre point du corps (principalement les fesses ou le thorax). Ces érythèmes scarlatiniformes revêtent l'aspect de grandes nappes rouges, granitées, occupant le dos, les membres supérieurs et inférieurs du côté de la flexion, le thorax ensuite, respectant presque toujours la face. Leur extension rapide, la couleur rouge écarlate qu'ils présentent, les taches chagrinées de la peau, leur disparition instantanée par la pression des doigts font ressembler à s'y méprendre cette variété d'éruption à une véritable éruption de scarlatine. Cette forme est souvent mélangée à la forme rubéolique, de toutes les façons possibles, et toutes deux sont souvent précédées d'urticaire. « Le prurit est un caractère presque constant et son intensité dans certains cas peut être extrême ». Leur durée est éphémère; ils sont ordinairement accompagnés d'un état saburral des voies digestives et de phénomènes douloureux articulaires.

Si nous avons reproduit cette description, c'est afin de montrer combien elle est pour ainsi dire calquée sur celle des éruptions scarlatiniformes accompagnant la diphtérie avant la pratique du sérum, et pour nous permettre ainsi de ne faire désormais aucune distinction entre ces deux sortes d'érythèmes au point de vue clinique ; nous confondrons désormais volontairement les éruptions scarlatiniformes d'origine sérique avec celles d'origine infectieuse (1).

Ajoutons (brièvement, car cela n'a qu'un rapport éloigné avec notre sujet) que la cause de ces érythèmes a été diversement comprise : quand ils ne sont pas dus au sérum, on les a attribués à des infections secondaires, et en

---

(1) M. Poix a tenté une différenciation en disant que ces dernières sont rarement de forme ortiée, s'accompagnent de phénomènes généraux graves, se rencontrent dans les formes toxiques associées et sont d'un pronostic grave.

particulier au streptocoque (Hutinel (1), Mussy, Sevestre),
ou bien encore au microbisme latent (Roux, Martin et
Chaillou).

Depuis l'emploi du sérum, on les attribue surtout à
celui-ci, nous l'avons vu, et de nombreuses expériences
ont démontré que c'était alors le sérum de cheval et non
l'antitoxine qu'il fallait incriminer : ce sont les expériences de MM. Bertin, Sevestre, Johanessen (*Annales de
l'Institut Pasteur*, année 1896, article de M. M. Béclère,
Chambon et Ménard sur les accidents post-sérothérapiques) et celles de MM. Feulard, Morel-Lavallée, Simonet de Laborie, Tommasoli, ainsi que les sept cas de
M. Apert.

Nos observations personnelles nous permettent de nous
rallier absolument aux descriptions que nous avons
rapportées plus haut.

Nous insisterons simplement sur la fréquence des
éruptions scarlatiniformes (les plus fréquentes après l'urticaire). La plupart des statistiques portant sur la fréquence globale des érythèmes, sans tenir compte de leur
nature, nous ne pouvons pas les utiliser ; nous trouvons
cependant les chiffres intéressants suivants :

Observations	Cas traités par le sérum	Nombre total d'exanthèmes	Exanthèmes scarlati-niformes
Moussous..............	38	9	2
Sevestre et Meslay......	179	27	4
Dubreuilh	1946	244	46
Lobligeois.............	1310	93	39 (2)
Lebreton et Magdelaine.	?	70	12

(1) Après avoir attribué longtemps ces érythèmes à des infections dues au streptocoque, M. Hutinel a dit au Congrès de médecine de Paris 1900 que ces éruptions pouvaient parfois reconnaître d'autres causes.

(2) Dans 15 cas, la nature de l'éruption n'ayant pas été indiquée

Ces chiffres doivent être, pensons-nous, très inférieurs à la réalité : 1° parce que beaucoup d'enfants sont morts ou ont quitté les services hospitaliers avant la fin de la période pendant laquelle peut se produire une éruption de sérum (ce fait nous a été confirmé par divers médecins exerçant en ville et qui ont vu de ces éruptions chez des enfants sortant de l'hôpital) et M. H. Gillet entre autres en a publié quelques cas ; 2° parce que quelques éruptions très fugaces ont pu passer inaperçues. Nous en avons vu ne durer que quelques heures et être si légères qu'elles auraient passé inaperçues si l'on n'avait pas été prévenu de leur possibilité.

Nous n'avons observé aucun rapport entre l'âge des malades, la forme ou la gravité de la maladie, et la fréquence ou l'intensité de l'éruption. Nous ne pouvons que nous ranger à l'opinion exprimée par Hartung, qu'il n'y a aucun rapport entre la quantité d'unités antitoxiques injectées et la fréquence des éruptions de sérum. Ayant été à même de suivre des malades ayant reçu des doses élevées de sérum de Roux (100, 110 et même 150 centimètres cubes), nous n'avons pas vu chez eux des éruptions plus fréquemment que chez ceux n'ayant reçu que 20 centimètres cubes.

Nous croyons avec MM. d'Astros et Engelhardt que la prédisposition individuelle joue un certain rôle dans la production des érythèmes sériques.

Nous ajouterons, après beaucoup d'auteurs (MM. Lebreton et Magdelaine entre autres), que le fait de voir se produire dans un service (comme nous l'avons observé) de véritables petites épidémies d'éruptions, auxquelles suc-

dans nos observations, quelques-unes pouvaient être scarlatiniformes et ce chiffre est donc trop faible, bien que supérieur à celui des auteurs.

cèdent des périodes où l'on n'en observe plus, semble être dû à des qualités toxiques différentes du sérum des chevaux immunisés.

Quant au fait signalé par M. Chantemesse (Société médicale des hôpitaux, 17 mai 1901), d'après lequel le sérum ayant vieilli dans des flacons produirait moins d'éruptions que le sérum fraîchement recueilli, nous n'avons pas pu le vérifier.

CHAPITRE DEUXIÈME

LA SCARLATINE AU COURS DE LA DIPHTÉRIE

Fort nombreux sont les travaux qui ont été faits sur la nature des angines de la scarlatine, et, sans vouloir faire l'historique de la question, ce qui nous entraînerait trop loin, contentons-nous de rappeler qu'après une période de discussion dans laquelle la clinique n'avait pu résoudre à elle seule de façon satisfaisante la question de la dualité ou de l'unité de l'angine pseudo-membraneuse de la scarlatine et de l'angine diphtérique, la question a été tranchée par la bactériologie : celle-ci nous a appris que l'angine pseudo-membraneuse précoce n'était pas due au bacille de Löffler et que l'angine tardive était ordinairement diphtérique au sens moderne du mot. Disons en passant que ces conclusions admises dans sa thèse par M. Bourges ne vont pas sans de nombreuses exceptions signalées par des auteurs différents, et nous rapporterons plus loin divers cas nouveaux d'angine diphtérique vraie existant au début de la scarlatine ou la précédant de peu.

Beaucoup plus rares sont les observations publiées de faits dans lesquels la scarlatine est venue secondairement (au moins en apparence) compliquer une diphtérie en évolution. Après avoir cependant parlé des éruptions scarlatiniformes post-diphtériques, G. Sée ajoute qu'elles peuvent être suivies de scarlatine vraie. Alméras dans sa thèse dit qu'après les éruptions scarlatiniformes on peut voir la scarlatine survenir à titre de complication accidentelle. Après avoir rapporté dans sa thèse quatre cas d'éruptions scarlatiniformes, Mangin dit qu'il a vu encore plus fréquemment la scarlatine compliquer la diphtérie. Deux cas semblables de scarlatine post-diphtérique sont aussi cités par Bricheteau. Dans leur relation sur les 300 premiers cas traités par eux avec le sérum de Roux, MM. Martin et Chaillou ont rencontré 13 cas de scarlatine, mais ces auteurs ne disent pas s'il s'agissait vraiment de scarlatines ou bien d'érythèmes scarlatiniformes (dont ils ne parlent pas de façon explicite).

Nous avons pu nous-même recueillir 19 observations de scarlatine non douteuse, se manifestant d'une façon nettement postérieure à l'origine diphtérique. Nous avons personnellement observé la plupart de ces cas dans les services de nos maîtres MM. Guinon et Barbier. Pour les autres, nous nous sommes aidé des notes de M. Alquier, interne des hôpitaux, qui nous les a communiquées avec une obligeance dont nous lui sommes très reconnaissant.

Il convient d'ailleurs de reconnaître que cette étude de la scarlatine secondaire à la diphtérie est intéressante surtout à cause de la difficulté que présente parfois le diagnostic, et de l'importance de celui-ci au point de vue prophylactique : la marche de la scarlatine ne nous a pas paru sensiblement modifiée par sa coexistence avec la diphtérie, malgré Sanné qui dit qu'elle peut être « viciée, abâtardie par une maladie qui la précède de peu » et malgré M. Mussy qui dit qu'ordinairement les scarlatines secondaires sont anormales comme marche et comme symptômes.

D'après nos propres observations, les prodromes de la scarlatine, les phénomènes d'invasion peuvent être moins visibles que quand la maladie éclate d'emblée chez un individu sain.

La température commence à s'élever 2 ou 3 jours avant l'apparition de l'éruption, et celle-ci coïncide d'ordinaire avec le maximum de la température. Cela, et l'absence possible des vomissements du début constituent les deux seules particularités que nous semble présenter comme intérêt cette scarlatine secondaire. L'évolution, la durée, la desquamation, n'offrent rien de particulier. Nous noterons aussi la grande bénignité de ces scarlatines, puisque, à moins de complication en quelque sorte extrinsèque à la maladie, nous les avons toujours vues guérir sans complication.

On trouvera à la fin le résumé de ces observations de scarlatine secondaire.

Pour le moment, conformément au plan que nous nous sommes tracé, nous passerons au diagnostic clinique de ces scarlatines et des érythèmes scarlatiniformes.

CHAPITRE TROISIÈME

ESSAI DE DIAGNOSTIC CLINIQUE

Si l'on s'en tient purement aux caractères différentiels de l'éruption scarlatiniforme et de l'éruption scarlatineuse, le diagnostic est-il possible?

» L'éruption qui succède au croup revêt les différentes formes de scarlatine (G. Sée). »

« Ces exanthèmes (scarlatiniformes) prennent assez souvent l'apparence de la scarlatine... On n'aura jamais une certitude complète pour le diagnostic (Sanné). »

« Cet érythème ressemble *à s'y méprendre* à une vraie éruption de scarlatine (Mussy). »

« La peau, d'un rouge écarlate, a un aspect chagriné qui rappelle *à s'y méprendre* l'exanthème de la scarlatine (Hutinel). »

« D'autres fois on observe une éruption scarlatiniforme qui ressemble alors d'une façon plus ou moins frappante à l'éruption de scarlatine. Le plus souvent le diagnostic n'est guère possible qu'en tenant compte des commémoratifs et de l'évolution de l'exanthème... (Sevestre et Martin). »

« Il est très difficile, dans quelques cas *impossible* de différencier avec certitude un exanthème sérique d'une autre éruption (Hartung). »

« Ce diagnostic serait difficile si l'on s'en tenait aux

caractères morphologiques qui leur sont propres» (Poix).

Si nous joignons à ces opinions celles que nos maîtres nous ont exprimées de vive voix, nous rencontrons une unanimité bien significative pour constater au moins la difficulté du diagnostic qui nous occupe. Mais l'accord cesse dès que les auteurs cherchent des caractères différentiels tirés de l'éruption même. En voici quelques-uns : « Ils sont toujours symétriques », dit M. Moussous, en parlant des érythèmes scarlatiniformes. Ils respectent la face pour MM. Alméras, Hutinel, Sevestre, Poix, tandis que pour Mussy ils débutent par le visage, et pour Hartung ils s'accompagnent d'une rougeur diffuse du visage, qui ne respecte même pas le pourtour du nez comme le fait habituellement la scarlatine. Pour Monti aussi, ils envahissent le visage. Voici une observation intéressante recueillie par nous à ce sujet :

Rous... Henri, âgé de deux ans, entré au pavillon Bretonneau le 17 avril 1900.
Malade depuis quatre jours. Tirage depuis deux jours.
Examen bactériologique. Sérum : Löffler moyen.
Examen clinique : angine diphtérique très étendue.
Laryngite : 5 tubages.
17 avril-20ᶜᶜ de sérum de Roux.
18 — 20ᶜᶜ — —
30 avril. — Érythème scarlatiniforme sur les membres inférieurs ; sur la face, l'érythème est limité aux joues et aux tempes. Il est formé de macules noyées dans une teinte rose, d'apparence normale. Le même aspect se trouve sur le menton ; *le nez, le pourtour des lèvres sont pâles.* Sur le front, petites saillies ayant l'aspect de sudamina.
La bouche est rouge, le pharynx plus rouge encore et recouvert d'une épaisse couche de muco-pus.
1ᵉʳ mai. — La poussée d'érythème des membres inférieurs a le même aspect qu'hier, après avoir quelque temps disparu ; elle prédomine au niveau des genoux où elle prend l'aspect

scarlatiniforme ponctué et va en s'atténuant jusqu'aux chevilles en bas et l'ombilic en haut. Dans cette dernière région, elle est formée de macules à type morbilleux ; même disposition sur les bras avec maximum aux coudes ; quelques macules un peu saillantes sur le dos des mains ; les pommettes et le menton sont d'un rouge vermillon plus vif qu'hier.

2 mai. — L'érythème a disparu sur tout le corps.

Il n'y eut pas de desquamation.

(La température ne présente pas d'intérêt à cause de la coexistence d'une broncho-pneumonie avec pleurésie qui emporta le malade le 8 mai.)

Cette observation est intéressante à plus d'un titre : le type polymorphe de l'éruption et l'absence de desquamation permettent d'éliminer la scarlatine, et d'autre part nous voyons ici un exemple d'érythème scarlatiniforme envahissant le visage tout en respectant le pourtour de la bouche, fait qui, pour Hartung, nous l'avons dit, serait au contraire « caractéristique » de la scarlatine.

L'éruption de la scarlatine, nous dit M. Alméras, affecte particulièrement les régions où la peau est fine, comme les aines, la face interne des membres, le visage, les mains et les pieds, tandis que l'érythème scarlatiniforme affecte indifféremment les régions recouvertes d'une peau fine ou épaisse ; la face externe des membres aussi bien que leur face interne. Elle est très rare au visage ainsi qu'aux extrémités.

L'éruption sérique peut être d'ailleurs très fugace, mais n'a-t-on pas vu des scarlatines où l'éruption passait inaperçue ? Gifford-Wash et Ward-Irvine ont publié des cas non douteux de scarlatine sans éruption, et nous avons vu deux cas semblables.

L'érythème sérique, pour Hartung, ne reste pas pareil à lui-même pendant quelque temps, comme la scarlatine, mais à peine a-t-il cessé de croître qu'il décroît.

Dans son évolution aussi il présente quelques caractères qui lui sont propres : son début au niveau de la piqûre, son début quelquefois par une apparence morbilliforme, sa coexistence possible en un point du corps avec une éruption morbilliforme.

Ces caractères cliniques ont sans doute de la valeur, mais ils peuvent manquer ; de plus, ils supposent une attention de tous les instants auprès du malade ; et, si des auteurs qui recherchaient particulièrement ces caractères de l'érythème ont pu les trouver, il n'en reste pas moins vrai que le plus souvent, si l'éruption est apparue la nuit, il peut être impossible de savoir où et comment elle a débuté.

Un autre caractère est encore tiré de l'éruption : quelques auteurs attachent une certaine importance à la raie de Bouchut (consistant, on le sait, en une large traînée blanche avec mince filet rouge médian sur le trajet du doigt promené doucement sur la peau du malade, traînée contrastant avec la teinte rouge des téguments voisins). Si on la rencontre fréquemment dans la scarlatine, il est cependant certain qu'elle peut exister dans les érythèmes scarlatiniformes : nous en avons observé un cas très net dans un érythème scarlatiforme non douteux ; la raie de Bouchut était aussi très nette au cours de l'érythème scarlatiniforme et de la scarlatine douteuse qui font l'objet de nos observations VII et VIII. Ce signe ne nous paraît donc pas non plus pathognomonique, il s'en faut même de beaucoup.

Considérée en elle-même, l'éruption offre, nous venons de le voir, des signes diagnostiques différentiels qui ont sans doute une certaine valeur, mais qui sont souvent inconstants et infidèles, toutes les anomalies étant possibles; nous allons voir que les autres caractères différentiels tirés des symptômes qui précèdent ou accompagnent l'éruption sont encore plus décevants.

Les *vomissements* du début, quoique moins fréquents que dans la scarlatine, ne sont pas exceptionnels dans l'exanthème sérique (Rolleston, Hartung).

L'*exanthème buccal* fait sans doute défaut souvent dans ce dernier, mais il est quelquefois difficile à distinguer dans la scarlatine; de plus, certaines angines diphtériques associées au streptocoque peuvent affecter l'aspect de l'angine scarlatineuse.

L'*engorgement ganglionnaire* est sans valeur, car il existe le plus souvent déjà du fait de la diphtérie.

La *sécheresse de la peau* est moindre dans l'érythème sérique, mais ce signe a bien peu de valeur.

La *bouffissure du visage*, des mains et des pieds est plus fréquente dans la scarlatine, mais elle existe aussi dans les érythèmes comme nous le prouvent un cas de M. Alméras, un cas de M. Sevestre et deux cas personnels.

Les *démangeaisons* existent plus fréquemment dans les érythèmes que dans la scarlatine vraie. Néanmoins nous trouvons le prurit signalé, dans cette dernière maladie, quatre fois dans le mémoire de Fiessinger (d'Oyonnax) aux premier, troisième (deux fois) et sixième jours de l'éruption; Rilliet et Barthez avaient déjà dit que la scarlatine s'accompagnait d'une « sorte de prurit ». Sanné dit même : « un prurit assez intense ». Hardy affirme que le prurit existe assez souvent à un degré très prononcé dans la scarlatine. Tous ces faits sont cités dans le mémoire de M. Saint-Philippe qui y ajoute 40 cas personnels. M. Roger insiste aussi sur ce symptôme : « Le malade peut éprouver des démangeaisons localisées soit aux mains, soit au thorax, ou étendues à tout le tégument.

« Ces démangeaisons peuvent être insupportables ; dans un cas, elles empêchèrent le malade de dormir pendant deux jours et deux nuits. Sans être, en général, aussi pénible, cette manifestation est assez marquée pour que le malade la signale spontanément : chez 18 sujets, elle précéda l'éruption ; chez 15 autres malades, elle apparut en même temps qu'elle. »

Le profil de la *courbe de la température* ne nous paraît nullement caractéristique : Hartung dit que la température s'élève d'une façon plus précoce dans l'éruption sérique, qu'elle y est de plus courte durée, qu'elle tombe aussitôt après s'être élevée, et que jamais elle n'offre la période d'oscillations ou le plateau que l'on rencontre dans la scarlatine. Pour nous, nous avons vu la température s'élever quelquefois au cours d'érythèmes sériques jusqu'à 40°4. Elle apparaissait d'ordinaire la veille (12 heures ou 24 heures), quelquefois même plus tôt, avant l'éclosion de l'éruption. Elle restait parfois élevée pendant deux ou trois jours, et disparaissait soit avec, soit un peu après l'éruption. Ne sont-ce pas là les caractères que l'on retrouve dans la scarlatine ?

D'autre part, nous avons vu (et des cas semblables ont été publiés par M. A. Moussous) des érythèmes scarlatiniformes ne s'accompagner d'aucune élévation de température, même pas de deux dixièmes de degré (voir plus loin l'observation III). Or, n'observe-t-on pas des cas de scarlatine apyrétique ? Sans compter ses 12 cas propres, M. Couatarmanach cite, dans son intéressante thèse, 4 cas de Rilliet et Barthez, 1 cas de H. Roger, 11 cas de Fiessinger (d'Oyonnax). Citons les cas de Wertheimber, M. Moizard. Quand M. Renon est venu relater à la Société médicale des hôpitaux un cas de scarlatine apyrétique, M. Rendu a ajouté que les cas semblables étaient « très nombreux » et M. Sevestre a dit avoir observé des cas analogues (voir aussi nos obs. XXVIII et XXXII). Et comme M. Couatarmanach dit que dans ces cas l'éruption a une localisation et un aspect variables, qu'elle peut s'accompagner de prurit, et que le pouls ne donne pas grande indication, on conçoit aisément combien des cas semblables survenant au cours d'une diphtérie seraient d'un diagnostic difficile.

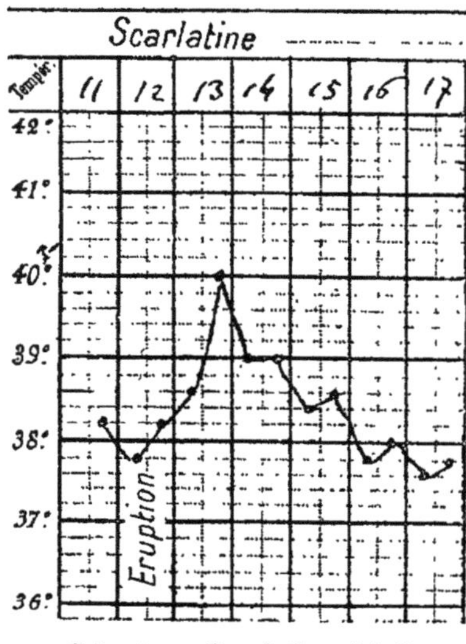

Sch. 1. — Scarlatine fébrile.

Voici 4 tracés particulièrement démonstratifs, nous semble-t-il : les deux premiers reproduisent respectivement la température d'une scarlatine et d'un érythème scarlatiniforme avec fièvre ; les deux derniers, une scarlatine et un érythème sans fièvre.

Tous les intermédiaires entre ces températures élevées et ces apyrexies pouvant être observés dans l'une comme dans

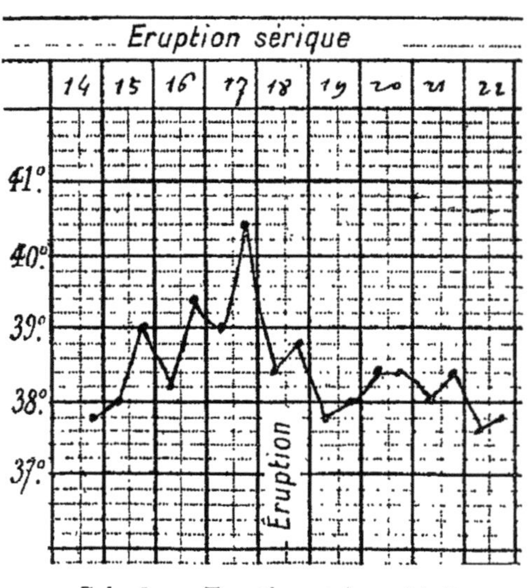

Sch. 2. — Eruption sérique fébrile.

l'autre affection, on voit que la température est loin de pouvoir servir de base certaine au diagnostic.

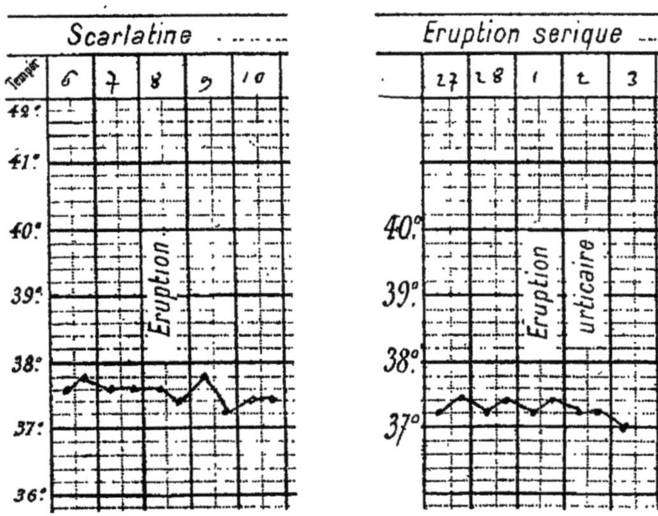

Sch. 3. — Scarlatine apyrétique. Sch. 4. — Eruption sérique apyrétique.

Le *pouls* est rapide dans les deux affections qui nous occupent, et il offre des caractères intéressants dans la scarlatine, dans laquelle il est élevé même en cas d'apyrexie ; M. Wertheimber insiste sur cette dissociation du pouls et de la température comme moyen de déceler la scarlatine apyrétique. Mais d'autre part M. Couatarmanach déclare, nous l'avons vu, qu'on ne peut en aucune façon se fier au pouls. Comme celui-ci est rapide d'ailleurs dans les érythèmes, force nous est de ne lui accorder qu'une médiocre créance.

Il en est tout autrement de l'état de la *muqueuse linguale*. Au début, dans l'un comme dans l'autre cas, la langue peut être saburrale avec la pointe et les bords rouges ; mais la chute de l'épithélium donnant à la langue cet aspect rouge vernissé, porcelainé avec papilles saillantes que l'on sait, est bien caractéristique de la

2

scarlatine. Malheureusement ce dépouillement de la langue n'est pas absolument constant : M. Neumann, sur 48 cas, a vu la langue présenter un aspect caractéristique 38 fois, douteux 4 fois. Dans 6 cas, la langue n'a subi *aucune* modification.

Personnellement, nous avons rencontré deux cas où le diagnostic rétrospectif fut celui de diphtérie avec érythème scarlatiniforme (voir plus loin les observations IV et VI) et où la langue fut absolument framboisée, dépouillée comme dans la scarlatine. La desquamation du tégument cutané fit défaut dans ces deux cas. M. Fiessinger, dans 4 de ses 11 cas de scarlatine apyrétique, vit la langue ne subir aucune modification appréciable. Néanmoins, malgré ces cas embarrassants, nous considérons ce dépouillement de la langue comme un signe diagnostique de grande valeur et même c'est lui qui nous a décidé le plus souvent en faveur du diagnostic de scarlatine dans les cas de diphtérie avec scarlatine que nous publions plus loin.

A côté de ce signe nous devons examiner la valeur de la *desquamation* du tégument cutané. Nous n'insisterons pas sur ce phénomène bien étudié et bien connu. Nous nous contenterons de rappeler que, après l'éruption de scarlatine, l'épiderme se fendille, se détache, et tombe avec un aspect plus ou moins furfuracé au tronc et sur les cuisses ; en larges lambeaux, en véritables « doigts de gant » aux mains et aux pieds.

La desquamation dans les érythèmes scarlatiniformes débute plus tôt que dans la scarlatine. On la voit apparaître alors que l'éruption est encore en pleine floraison (Hartung); elle est toujours furfuracée, rarement généralisée, et ordinairement peu abondante. Néanmoins Kurth ainsi que Timmer ont vu à la suite d'exanthèmes scarlatiniformes une desquamation très nette se produire, et Mussy cite un cas de desquamation abondante dans les mêmes conditions. (Voir plus loin nos observations II et III.)

Malgré ces quelques faits, nous attribuons quand même une grande importance diagnostique à la desquamation du tégument.

Mais nous faisons remarquer ici que la desquamation de la langue et surtout celle de la peau sont des phénomènes très tardifs dans l'évolution de la scarlatine, et que, par conséquent, s'il faut attendre leur constatation pour isoler le malade, celui-ci, surtout dans un pavillon de diphtériques à l'hôpital, a déjà eu le temps de contaminer ses voisins ; et, surtout, les personnes qui le soignent, n'ayant pas pris de précautions, ont transporté la contagion aux autres malades.

Nous en dirons autant des complications tardives, comme les bubons suppurés, les néphrites de la scarlatine. Quant aux otites, aux arthropathies souvent difficiles à constater chez l'enfant, (peut-être contemporaines de l'éruption dans l'exanthème sérique, postérieures à l'éruption dans la scarlatine), elles sont communes aux deux maladies, assez rares, et ne peuvent, de toute manière, servir que de façon très indirecte au diagnostic. Quelques auteurs accordent une grande importance à la date d'apparition de l'éruption, disant que pour être déclarée scarlatineuse l'éruption doit se produire dans les limites de l'incubation de cette dernière maladie : il suffit de jeter un coup d'œil sur les diverses statistiques pour se rendre compte que ce signe de présomption est, lui aussi, loin d'être un signe de certitude : nous voyons souvent, en effet, dans le relevé des cas que nous avons observés nous-même l'exanthème sérique apparaître

avant le troisième jour; et nous en avons noté jusqu'au
18e jour après une injection unique de sérum, avec maximum de fréquence du 2e au 7e jour; ne sont-ce pas là
précisément les limites de l'incubation de la scarlatine?
De plus, cette question est surtout intéressante à résoudre
dans les services hospitaliers quand une petite épidémie
de cas intérieurs de scarlatine se produit dans un service
de diphtérie : dans ce cas-là précisément la notion du jour
exact de la contagion peut parfois manquer, et n'être par
suite d'aucun secours pour le diagnostic; nous avons vu
dans quatre services hospitaliers des faits semblables, et
dès lors, toute éruption devenait suspecte : cruelle situa-
tion, en face de ces cas très embarrassants parfois, que
celle où l'on se trouve alors, craignant ou de ne pas isoler,
croyant à un érythème, un enfant réellement atteint de
scarlatine, ou d'envoyer auprès de scarlatineux un
enfant qui n'a qu'un érythème!

Dans ces conditions, la notion d'une scarlatine, dans
les *antécédents* du malade, aura une grande valeur.
Néanmoins, on sait par les travaux de Thomas, Körner,
Stiebel, Jahn, Baginsky, que l'immunité n'est pas toujours sûrement acquise par une première atteinte de
scarlatine, et les récidives ont été assez souvent notées
pour qu'on ne rejette pas de façon délibérée l'hypothèse
d'une scarlatine, sous prétexte qu'on relève dans les antécédents du malade une scarlatine antérieure ; ajoutons
que les parents des petits malades soignés dans les hôpitaux peuvent parfaitement induire le médecin en erreur,
et cela de la meilleure foi du monde, en disant que leur
enfant a été atteint de scarlatine, alors qu'il s'agissait
peut-être d'une tout autre fièvre éruptive.

Si la scarlatine est de date très récente, vient même de
se terminer, on ne doit pas oublier la possibilité des re-

chutes (Körner, Jeanselme), et, là encore, ne pas rejeter délibérément le diagnostic de scarlatine.

Ajoutons que l'éruption de scarlatine vraie survenant au cours de la diphtérie peut être précédée (plus rarement suivie) d'un érythème scarlatiniforme (voir nos observations XXIV, XXVIII, XXXIV, conformes à l'opinion déjà émise par M. Alméras; voir aussi les deux observations que Bricheteau rapporte dans sa thèse).

La nature de ces érythèmes est difficile à interpréter : ils peuvent, en effet, être dus : 1° à l'infection diphtérique; 2° à l'injection de sérum antitoxique; 3° à la scarlatine elle-même : « Dans 2,75 % des cas, on observe lors de la convalescence de la scarlatine, des éruptions secondaires scarlatiniformes, morbilliformes ou polymorphes, associées à d'autres localisations infectieuses, qui rappellent quelque peu la maladie initiale et font penser à l'existence d'une rechute (Girard). » On trouvera de nombreux exemples d'éruptions pré- ou post-scarlatineuses chez des individus non diphtériques dans les remarquables « notes sur les maladies infectieuses » observées par M. Roger dans son service.

Reconnaître la cause d'un érythème scarlatiniforme chez un malade atteint de scarlatine avec diphtérie nous semble donc actuellement impossible. Ce ne serait d'ailleurs qu'une curiosité satisfaite, la chose n'ayant aucune importance sérieuse.

Nous pensons que, dans la grande majorité des cas, ces éruptions doivent être considérées comme des éruptions toxiques dues au sérum injecté. Nous basons cette opinion sur la grande fréquence de ceux-ci et la rareté assez grande au contraire des érythèmes infectieux post-scarlatineux. En conséquence, tout en faisant cette remarque que quelques-uns des cas contraires à nos conclusions peuvent précisément être dus peut-être à des érythèmes infectieux, nous admettrons que nous avons eu affaire à des érythèmes toxiques d'origine sérique et nous raisonnerons d'après ce principe. D'après M. Gillet, les éruptions précoces sont imputables au sérum, les éruptions tardives, au streptocoque. Cette conception ne nous paraît pas absolument justifiée, car on a vu se produire tardivement des éruptions ortiées, dont tous les auteurs s'accordent, croyons-nous, à reconnaître l'origine sérique, et nous pouvons par analogie admettre qu'il existe des éruptions scarlatiniformes tardives d'origine sérique.

C'est volontairement que nous avons omis de parler de l'érythème scarlatiniforme desquamatif de Besnier qui, par ses caractères spéciaux (simultanéité de la desquamation et de l'éruption, abondance de celle-ci, longue durée de l'affection, notion habituelle d'atteintes antérieures), ne nous paraît pas être d'un diagnostic difficile.

En résumé, nous dirons donc, et nous espérons l'avoir démontré dans ce long chapitre, que si la scarlatine survenue chez un enfant atteint de diphtérie et traité par le sérum peut être diagnostiquée tardivement par la desquamation de la muqueuse linguale et de la peau, il n'en est pas moins certain qu'aucun des signes tirés de l'éruption, de la température, du pouls, etc. (tout en ayant une certaine valeur qui permet, par leur ensemble, d'établir une forte présomption pour ou contre la scarlatine) n'est pathognomonique et que le diagnostic peut quelquefois rester hésitant, surtout si l'on a la notion d'une contagion possible et si l'éruption scarlatineuse est un peu anormale.

Dans la grande majorité des cas en face desquels nous

nous sommes trouvé, le diagnostic entre un érythème sérique et une scarlatine fut, nous le reconnaissons volontiers, assez aisé. Néanmoins voici quelques observations où la question de savoir s'il s'agissait d'un simple érythème scarlatiniforme ou d'une vraie scarlatine ne put être résolue de façon certaine avant la fin de la maladie, et même quelquefois, ne put pas être résolue du tout; (nous les résumons, ne donnant que leurs caractères essentiels).

OBS. I. (publiée par Hartung : c'est l'observation XXVI de son mémoire).

Br... Marthe, 4 ans 1/2. Diphtérie pharyngo-laryngée. Injectée le 27 juin 1895 avec du sérum n° 2.

Érythème (sérique ou scarlatineux?) le 21e jour après l'injection (25e de la maladie) : érythème granité (sur le tronc, les extrémités supérieures et inférieures) de trois jours de durée. Pas de desquamation. Fort abattement pendant l'éruption le 1er jour, rougeur des amygdales et des piliers du voile du palais. Du 2e au 5e jour, enduit léger sur les amygdales. Langue dépouillée. Pouls fréquent. Du 3e au 6e jour, traces d'albumine dans les urines. Température élevée pendant 5 jours : élévation progressive en 2 jours 1/2 jusqu'à 40°5, et commençant la veille de l'éruption. Maximum le 3e jour. Puis chute en 2 jours.

Sortie le 27 juillet, amélioré.

(Hartung déclare qu'il n'a pu décider du diagnostic réel.)

(*Cas personnels :*)

OBS. II. — *Diphtérie avec scarlatine soupçonnée mais rejetée.*

Sauv... Isabelle, 4 ans 1/2. Entrée le 4 février 1901 au pavillon Bretonneau.

Malade depuis 3 jours.

Examen bactériologique : sérum : Löffler court, moyen et long.

Examen clinique : Angine diphtérique pure de moyenne intensité ; muqueuse buccale rouge. Pas de sécrétion.

Rien au nez ni au larynx.

Engorgement ganglionnaire bilatéral.

4 février — 20 centimètres cubes Roux.

6 — 20 .centimètres cubes Roux.

8 — Eruption scarlatiniforme.

9 — L'éruption persiste, très accentuée sur le tronc et les membres inférieurs.

10 — L'éruption persiste, la langue commence à se dépouiller sur les bords. Desquamation du tégument cutané.

La température, après avoir atteint 39°4 le jour de l'entrée et être tombée brusquement à la normale, les 5, 6 et 7 février, est remontée brusquement le matin du 9 pour retomber progressivement à la température normale qu'elle atteint le 12 au matin.

Sortie le 12 février. Le diagnostic est resté en suspens, on s'est décidé pour l'érythème scarlatiforme malgré la desquamation du tégument et de la langue.

Obs. III. — *Diphtérie avec érythème scarlatiniforme apyrétique suivi de desquamation.*

Diz... Suzanne, 9 ans. Entrée le 20 février 1901 au pavillon Bretonneau, malade depuis 2 jours.

Examen bactériologique : sérum : Löffler très long, streptocoque.

Examen clinique : diphtérie associée ; fausses membranes très étendues.

Muqueuse buccale rouge. Pas de sécrétion.

Adénite cervicale bilatérale volumineuse avec œdème du cou.

Jetage séro-sanguinolent de la narine gauche.

Rien au larynx.

Pâleur ; abattement.

Albumine dans les urines.

40 centimètres cubes Roux, le 20 février.

21 février — 20 centimètres cubes Roux ; (apyrexie).

22 — 20 centimètres cubes Roux.

23 — 10 centimètres cubes Roux.

Les fausses membranes sont tombées, mais la luette est un peu sphacélée, et il reste quelques érosions couvertes de couennes sur la muqueuse des amygdales et du voile du palais.

Bon état général.

1er mars — Éruption scarlatiniforme. (La température est normale.)

2 mars — Gorge rouge; urticaire.

4 — L'éruption a disparu (apyrexie pendant tout le temps de sa durée).

17 — Desquamation légère mais très nette au niveau de la face interne des cuisses, dans le pli des aines, et sur les parties latérales du bassin. Toute la partie antérieure du tronc est couverte de petites squames, l'extrémité des doigts desquame également. Le dos ne desquame pas.

Cette observation est sans doute incomplète, mais elle nous semble néanmoins importante en nous montrant une éruption sérique probable (absence de phénomènes généraux, de température, apparition tardive de l'éruption survenant 9 jours après l'entrée de l'enfant dans un service où il n'y avait pas de scarlatineux, et s'accompagnant d'urticaire le second jour) avec cependant une desquamation nette et assez étendue. ·

Obs. IV. — *Diphtérie avec scarlatine soupçonnée mais rejetée.*

Dur..., René, 6 ans. Entré le 27 janvier 1901 au pavillon Bretonneau.

Fausses membranes abondantes dans le pharynx. Croup. Jetage nasal. Sécrétions pharyngées abondantes.

27 janvier. 30 centimètres cubes Roux.

Temp. 38°

29 — Temp. matin 38°.

— soir 39°8.

30 — Éruption scarlatiniforme sur le dos.

Temp. matin 39°2.

— soir 38°8.

31 janvier. Temp. matin 38°4.
— soir 38°6.
1 février. Temp. matin 38°2.
— soir 37°2.
Langue rouge, framboisée, décapée.
Sorti guéri le 3 février, sans desquamation cutanée.

Voilà donc un cas où la langue fut dépouillée, où la température rappelle celle de la scarlatine, et où l'éruption présente l'aspect de l'éruption sérique, avec absence des autres signes de la scarlatine.

Obs. V. — *Scarlatine probable prise d'abord pour une éruption sérique.*

Pot... Marcelle, 5 ans 1/2. Entrée le 23 janvier 1901 au pavillon Bretonneau.
Angine associée avec fausses membranes étendues, et jetage nasal.

23 janvier. 20 centimètres cubes Roux.

	—	Temp. 38°.
24	—	Temp. 38°. 20 centimètres cubes Roux.
25	—	Temp. 39°.
26	—	Temp. 39°.
.27	—	Eruption scarlatiniforme généralisée, surtout marquée sur le ventre et le dos. Langue rouge, non dépouillée.
28	—	Temp. 38°.
29	—	Temp. 38°
30	—	Langue dépouillée ; on admet qu'il y a scarlatine. Temp. normale.

Sortie le 7 février *sans desquamation.* La scarlatine reste donc douteuse.

Obs. VI. — *Diphtérie avec scarlatine probable.*

Ad... Germaine, 6 ans. Entrée le 16 juin 1900 au pavillon Bretonneau.
Angine pure à Löffler court.
16 juin. — 30 centimètres cubes Roux.

17 et 18 juin. — Temp. 38°.

19 juin. — Temp. 39°6 matin et soir ; éruption.

21 — Langue rouge, dépouillée. Temp. à grandes oscillations jusqu'au 25.

22 — Albumine en grande quantité dans les urines.

Sortie sans desquamation le 28 juin.

OBS. VII. — *Diphtérie avec scarlatine probable.*

Noës... Jean, 2 ans. Entré le 9 janvier 1901 au pavillon Bretonneau. L'examen bactériologique dénote du bac. de Löffler
court et moyen. Rien dans la gorge ni dans le larynx.

4 janvier. — 20 centimètres cubes Roux.

10 — Eruption de scarlatine.
Raie de Bouchut très nette.

Mort le 25 janvier, sans qu'on ait noté de desquamation de
la langue et du tégument cutané.

OBS. VIII. — *Diphtérie avec scarlatine admise d'abord, rejetée
ensuite. Diazoréaction négative.*

Dec... Lydie, 7 ans. Entrée le 26 octobre 1900 au pavillon
Bretonneau.

Angine diphtérique pure ; bac. de Löffler moyen.

26 octobre. Temp. matin 38°.
— soir 37°5.

27 — — matin 37°4.
— soir 38°.
Teinte rouge des téguments sur tout le corps.
Raie de Bouchut nette.
Langue non scarlatineuse.
On diagnostique scarlatine et on isole l'enfant.

29 — Apyrexie.
Pas de desquamation.

On laisse l'enfant sortir le 3 novembre, en rejetant l'hypothèse de scarlatine.

(Notons que la diazoréaction recherchée tous les jours
depuis l'entrée jusqu'au 31 octobre fut constamment négative.)

Obs. IX. — *Diphtérie avec scarlatine probable.*

Thé... Henri 3 ans 1/2. Entré le 9 mars 1901 au pavillon Bretonneau.

Malade depuis 15 jours.

Angine diphtérique pure avec fausses membranes assez
étendues sur les deux amygdales.

9 mars. 20^{cc} Roux à l'entrée.

13 — Eruption scarlatiniforme, sans élévation de température.

15 — L'éruption persiste. La langue est rouge, dépouillée.

Comme l'enfant sort le jour même, on ne peut savoir s'il y
eut de la desquamation cutanée. L'état de la langue fit croire
à une scarlatine. Mais comme, d'après les dires des parents,
l'enfant avait eu certainement la scarlatine à l'âge de 2 ans,
on voit la difficulté du diagnostic. Nous parlons ailleurs de
la possibilité des récidives dans la scarlatine. Avons-nous à
faire ici à un nouveau cas? Ou bien s'agit-il d'un simple
érythème scarlatiniforme avec langue dépouillée? Nous ne
pouvons trancher la question. L'enfant ne présenta d'ailleurs
aucun des autres signes de la scarlatine.

CHAPITRE QUATRIÈME

ESSAI DE DIAGNOSTIC PAR L'EXAMEN DU SANG

C'est évidemment dans les leucocytes que nous devons chercher s'il y a un élément de diagnostic entre les érythèmes scarlatiniformes sériques et la scarlatine à tirer de l'étude du milieu sanguin. La quantité des globules rouges ne peut donner aucune indication, et il en est probablement de même de leur teneur en hémoglobine, qui, de plus, demande une technique assez complexe. Nous ne nous occuperons donc ici que de l'étude de la leucocytose quantitative et qualitative.

La leucocytose dans la scarlatine.

En ce qui concerne la *quantité* des globules blancs dans le sang au cours de la scarlatine, malgré la note discordante de Pick affirmant qu'il n'a pas trouvé de modifications, tous les auteurs sont unanimes à constater un certain degré d'hyperleucocytose (même V. Limbeck qui l'a d'abord niée). Cette leucocytose, légère pour Reinert, assez considérable pour Rieder, considérable (de deux à cinq fois plus grande que dans le sang d'un individu sain) pour Kotschetkoff, a une évolution qui varie avec les auteurs : l'augmentation des globules blancs n'existe qu'au début, disparaît à la période d'état (Sée); elle existe tant que durent la fièvre, l'angine, l'éruption, et disparaît avec ces symptômes (Felsenthal) ; pour Kotschetkoff, elle a une longue durée puisqu'elle apparaît deux ou trois jours avant l'éruption (Gundobin dit même 5 jours) et persiste durant cinq à six semaines. La courbe de l'hyperleucocytose est la suivante pour Kotschetkoff : le maximum (deux à cinq fois le chiffre normal, nous l'avons vu) est atteint au deuxième ou troisième jour après l'éruption, se maintient à ce niveau pendant quatre ou cinq jours, et le nombre des leucocytes décroît pour atteindre la normale au bout de cinq à six semaines. Pour Van den Berg, le maximum survient au quatrième, sixième ou huitième jour, et l'hyperleucocytose dure vingt à trente jours en général.

L'accord est moins parfait quand il s'agit de l'analyse *qualitative* de la leucocytose : pourtant les divergences d'opinion ne sont pas encore très accentuées. L'augmentation porte sur toutes les variétés de leucocytes pour Kotschetkoff ; néanmoins c'est la polynucléose qui domine : chiffre des polynucléaires pour Van den Berg, 68 à 82 % ; pour Felsenthal, 60 à 80 ; pour Weil (2 cas), 86,5 et 90 ; pour Weiss, la presque totalité. Le chiffre des éosinophiles est beaucoup plus discuté : Zappert admet une augmentation du nombre des éosinophiles ; Felsenthal dit 3,5, 4,5 et même 11 % (au moment de l'éruption, car ils disparaissent ensuite) ; Van den Berg dit que leur nombre varie beaucoup ; de 1,3 à 8 %. Mais d'autre part, Weiss compte 2,4 % (avec un maximum de 3 %) et même dans un cas, sur 500 leucocytes, il n'y avait pas un seul éosinophile. M. Weil, dans deux scarlatines en pleine éruption, a compté respectivement 0,44 et 1,15 % d'éosinophiles.

Nous nous permettrons d'ajouter, sachant combien rares sont les éosinophiles au début des infections, que ces derniers chiffres nous paraissent devoir être plus conformes à la réalité que les chiffres élevés donnés par Zappert et Van den Berg. On peut supposer que les cas dans lesquels l'éosinophilie fut si accentuée sont peut-être des cas où l'examen du sang fut pratiqué un peu tardivement, les auteurs ne disant pas la date de leurs examens de sang. Seul, M. Weil note expressément qu'il a fait ses examens pendant l'éruption (respectivement aux premier et deuxième jours), et c'est pour cela que nous leur donnons une grande importance, puisque c'est justement au moment de la période d'éruption que cet examen nous intéresse pour le diagnostic qui nous occupe.

Les quelques examens de sang que nous avons pu pratiquer (1) chez des scarlatineux sont d'ailleurs absolument d'accord avec ceux de M. Weil.

Les voici, résumés en quelques mots :

1ᵘʳ *Cas.* — Mich... Ch., agé de 3 ans. Scarlatine au 3ᵉ jour de l'éruption (qui est encore bien fleurie, quoique commençant à s'effacer). Langue dépouillée. Raie de Bouchut nette. Apyrexie.

Examen du sang :

Polynucléaires	84 %
Mononucléaires et lymphocytes	15
Eosinophiles	0
Pseudo-éosinophiles	1

2ᵉ *Cas.* — Garçon. Scarlatine en pleine éruption. Examen du sang :

Polynucléaires	96 %
Mononucléaires et lymphocytes	4
Eosinophiles	0

(1) Et que M. Lœper a bien voulu vérifier.

3ᵉ *Cas*. — Fille. Scarlatine en pleine éruption.
Examen du sang :

    Polynucléaires...................... 86 %
    Mononucléaires et lymphocytes.. 14
    Eosinophiles...................... 0

Voici maintenant trois autres cas particulièrement in-téressants : il s'agit de deux enfants atteints de diphtérie, ayant reçu des injections de sérum de Roux et qui ont fait des éruptions de scarlatine ; le diagnostic clinique était d'autant plus difficile que les enfants s'étaient trouvés en contact avec des scarlatineux. Voici ces deux faits.

.4ᵉ *Cas*. — Coh... René, âgé de 2 ans 1/2, atteint de diphtérie. Reçoit une injection de 20 cc. sérum de Roux. 4 jours après l'injection, il présente une éruption généralisée même à la face. La température s'est élevée en même temps : veille de l'éruption, matin 37°,6 ; soir 39°,4 ; jour de l'éruption, matin et soir 39°.

Le lendemain, l'éruption est encore très nette. La gorge est rouge, la langue est dépouillée. La raie de Bouchut n'est pas visible. Temp. matin et soir 38°,2.

Examen du sang (24 heures après l'apparition de l'éruption) :

    Polynucléaires...................... 85 %
    Mononucléaires et lymphocytes.. 15
    Eosinophiles 0

Notons en même temps que la diazoréaction de Ehrlich était très nettement positive dans les urines de cet enfant.

5ᵉ *Cas*. — Vail... Marcel, 3 ans. Angine diphtérique. Injection de sérum (40 cc).

Le 3ᵉ jour après l'injection, on voit apparaître sans élévation notable de la température (déjà un peu élevée (38°) par suite de la diphtérie) une éruption uniforme, sans piqueté scarlatin, *débutant par le ventre* et s'étendant à tout le corps.

La langue est peu saburrale, un peu rouge à la pointe.

On admet que cette éruption est due au sérum, tout en faisant cependant quelques réserves.

L'examen du sang est pratiqué le jour même de l'éruption :

Polynucléaires................ 82 %
Mononucléaires et lymphocytes.. 18
Eosinophiles................. 0

Cela correspondait bien à la formule leucocytaire d'une scarlatine.

Le lendemain de l'éruption, la langue est dépouillée. Le diagnostic de scarlatine est confirmé, mais l'enfant meurt avant l'apparition de la desquamation.

6ᵉ *Cas.* — Leb... Amédée, âgé de 3 ans. Angine diphtérique. 20 cc. Roux le jour de l'entrée.

Le lendemain, éruption généralisée sur tout le corps, même à la face, mais respectant le pourtour de la bouche et du nez. Raie de Bouchut nette. Langue dépouillée. Température 39°,6.

Le diagnostic de scarlatine est donc certain.

La diazoréaction est positive dans les urines. L'examen du sang pratiqué quelques heures après l'apparition de l'éruption donne les résultats suivants :

Polynucléaires................ 82 %
Mononucléaires et lymphocytes.. 17
Eosinophiles................. 0.
Pseudo-éosinophiles.......... 1

Pour rendre plus saisissante la presque identité de ces analyses qualitatives, nous les réunissons en un tableau synoptique :

MALADIES	CAS DE M. WEIL		CAS PERSONNELS					
	Scarlatine I	Scarlatine II	Scarlatine 1	Scarlatine 2	Scarlatine 3	Scarlatine diphtérie 4	Scarlatine diphtérie 5	Scarlatine diphtérie 6
Polynucléaires...	90	86.50	84	96	86	85	82	82
Mononucléaires et lymphocytes...	10.46	12.35	15	4	14	15	18	17
Eosinophiles.....	0.44	1.15						
Pseudo - éosino - philes.........			1					1

Il découle de là, nous semble-t-il, les considérations suivantes :

La scarlatine s'accompagne d'une hyperleucocytose certaine (nous n'avons pas fait de numération quantitative mais nous pouvons affirmer qu'elle existait dans plusieurs de nos cas, ce qui est conforme d'ailleurs à l'opinion communément admise). Cette hyperleucocytose est avant tout une polynucléose (82 à 90 et même dans un cas 96 polynucléaires %.) Par contre, *à la période d'éruption*, les éléments éosinophiles constituent une rareté. Nous le répétons encore une fois, si quelques auteurs ont noté un chiffre élevé d'éosinophiles nous pensons (sans vouloir attribuer ce chiffre à une erreur d'interprétation), qu'il est dû à un examen sanguin tardif. Ajoutons (et cela a une grande importance pour nous), que l'évolution d'une diphtérie apparaissant avec la scarlatine ne semble pas modifier sensiblement la formule leucocytaire de la scarlatine (comparer nos cas n°s 4, 5 et 6 aux trois premiers).

La leucocytose dans la diphtérie.

Nous nous garderons bien de rééditer ici les travaux

de MM. Bouchut, Binaut, Besredka, Schlesinger, Filé, Lowett-Morse, Gabritschewsky, Mariottini, Bize, etc., sur la leucocytose dans la diphtérie, et de redire la discussion de sa valeur pronostique. Nous nous contenterons de rappeler que d'après la majorité des auteurs, il existe dans la diphtérie une hyperleucocytose accentuée, surtout au début, avec diminution passagère dans la première heure qui suit l'injection de sérum antitoxique, et que, d'ordinaire, contrairement à ce qui se passe dans la pneumonie, la persistance de l'hyperleucocytose est d'un fâcheux pronostic, ou tout au moins l'indice d'une maladie grave.

Mais un fait qui nous a frappé pendant que nous lisions les articles en question, c'est l'absence presque complète d'analyses qualitatives. A part Besredka qui en parla le premier, c'est tout au plus si nous avons trouvé ce fait signalé par Lowett-Morse et redit par Filé que c'est la polynucléose qui domine, et que néanmoins chez les convalescents, on observe plutôt de la mononucléose. Les éosinophiles manquent presque complètement (Filé).

Plus rares encore sont les documents sur ce qui se passe lors des éruptions de sérum. Nous n'avons rencontré qu'une indication dans la thèse de M. Bize : cet auteur dit dans ses conclusions que les éruptions de sérum s'accompagnent d'une hyperleucocytose très prononcée ; mais nous devons dire que les observations sur lesquelles il se base pour avancer ce fait ne nous semblent nullement probantes. Dans un cas (Obs. XX), il y avait une néphrite, et dans les trois autres (Obs. I, VIII et XIII), les chiffres donnés ne sont nullement faits pour entraîner la conviction.

Quant à l'analyse qualitative, nous ne l'avons trouvée nulle part de façon complète : Gabritschewsky et Besredka parlent seulement du nombre des polynucléaires qu'ils ont trouvés.

Nous avons pu faire trois fois l'examen du sang d'enfants atteints de diphtérie et présentant des accidents cutanés imputables au sérum. Voici ces cas :

7e cas : Jac... Rose, âgée de 3 ans et 1/2.
Diphtérie.

Reçoit à son entrée à l'hôpital 40 centimètres cubes de sérum de Roux.

Trois jours après, elle présente sur tout le corps un érythème diffus, léger ; ni la gorge, ni la température ne permettent de penser à une scarlatine (l'évolution ultérieure confirma cette façon de voir). Il s'agissait donc là d'un érythème léger, dû au sérum.

Examen du sang :

Polynucléaires	67 %
Mononucléaires et lymphocytes	33
Éosinophiles	0

8e cas, Cha... Sarah, âgée de 5 ans.

Dix jours après l'injection de 40 centimètres cubes de sérum de Roux, l'enfant présente un érythème léger, diffus, occupant le corps et les membres mais épargnant les extrémités et la face. Apyrexie. On diagnostique : érythème léger sérique.

Examen du sang :

Polynucléaires	61.5 %
Mononucléaires et lymphocytes	32
Éosinophiles	3.5
Éléments anormaux	3

9e cas, Mil... Alexandre, 7 ans 1/2.
Diphtérie.

Le 5e jour après l'injection de sérum de Roux, l'enfant présente une éruption d'urticaire, siégeant sur presque tout le corps et formée de grands placards blancs surélevés caractéristiques : à la face notamment, on trouve sur le front deux plaques qui défigurent l'enfant.

Examen du sang :

Polynucléaires................ 68 %
Mononucléaires et lymphocytes.. 15
Éosinophiles. 0
Éléments anormaux........... 17

(Nous considérons comme évidente l'identité pathogénique de cette urticaire et des deux érythèmes diffus observés dans les deux cas précédents : on sait combien est variable la morphologie de l'éruption sérique).

Nous résumons ces trois cas dans le tableau suivant :

| MALADIES | ÉRYTHÈME SCARLATIN. | | URTICAIRE |
	diphtérie 7	diphtérie 8	diphtérie 9
Polynucléaires....................	67	61.5	68
Mononucléaires et lymphocytes....	33	32	15
Eosinophiles......................		3.5	
Eléments anormaux...............		3	17

(Nous nous souvenons de plus d'un cas d'érythème sérique scarlatinoforme intense chez un adulte, et dans lequel nous trouvâmes 6 % d'éosinophiles.)

Nous voyons de suite qu'ici nous nous trouvons en présence d'une polynucléose beaucoup moins accentuée que dans la scarlatine (quoique le nombre de polynucléaires soit encore augmenté, puisque le chiffre normal de cet âge est 50 % pour Besredka) ; de plus nous rencontrons dans deux cas (8 et 9) la présence de leucocytes que nous désignons sous le nom d'*éléments anormaux*. Ces éléments sont pour la plupart des mononucléaires à protoplasma très fortement teinté par les couleurs basiques (bleu thionine) ne présentant pas de granulations, à noyau bourgeonnant, volumineux, riche en filaments chromatiques dessinant souvent une élégante rosace; ils semblent faire entièrement défaut dans le sang des scarlatineux. Dans les érythèmes nous n'en avons pas rencontré dans le cas n° 7 (érythème très léger); il y en avait peu dans le 8° cas (érythème plus accentué); ils étaient fort nombreux (17 %) dàns le 9° cas (urticaire). Nous ne voulons point dire que ces éléments soient pathognomoniques des érythèmes sériques, car on les trouve assez souvent dans d'autres affections cutanées, mais c'est précisément leur fréquence au cours des dermatoses toxiques ou diathésiques qui permet de leur attacher une importance diagnostique assez considérable.

En effet, nous pouvons rapprocher nos examens des autres érythèmes toxiques pour tâcher de voir s'ils concordent au point de vue hématologique, et nous verrons qu'il y a une certaine analogie entre eux.

Dans ses recherches si intéressantes sur les lésions sanguines dans les érythèmes, M. Leredde donne les chiffres suivants :

Erythème scarlatiniforme récidivant :

Polynucléaires.....................	63 %
Mononucléaires et lymphocytes..	26
Eosinophiles.....................	11

Erythème polymorphe récidivant :

Polynucléaires.....................	55,55 %
Mononucléaires et lymphocytes..	40,6
Eosinophiles.....................	6,8
Cell. anormales................	3

Urticaire par suite de surmenage :

Polynucléaires................ 77,8 %
Mononucléaires et lymphocytes. 20,6
Eosinophiles 0,3
Cell. anormales.............. 1,3

Erythème rubéolique généralisé de cause ignorée :

Polynucléaires .... 72,3 %
Mononucléaires et lymphocytes. 26,2
Eosinophiles 1,5

D'autre part, dans les cas d'érythème par intoxication médicamenteuse, nous trouvons dans les auteurs les chiffres suivants :

Urticaire antipyrinique (LEREDDE).

Polynucléaires .... 58 %
Mononucléaires et lymphocytes. 37,5
Eosinophiles................. 1
Cell. anormales.............. 3,5
                    (LŒPER).
Polynucléaires............... 56 %
Eosinophiles 8

Intoxication par le mercure (LEREDDE), 1 cas, 10 examens

Polynucléaires................ 46 à 52 %
Mononucléaires et lymphocytes. 40 à 50
Eosinophiles............. ..... 14 à 3,8.

Intoxication par l'acide picrique (ACHARD et CLERC) :

Polynucléaires................ 68 %
Mononucléaires et lymphocytes. 17
Eosinophiles................. 15

(Voir aussi les analyses de sang au cours des intoxications par le mercure, le plomb, l'alcool faites par MM. Achard et Loeper (*Soc. de biologie*, 1901).

Par tous ces chiffres comparables, croyons-nous, à ce

qui se rencontre dans l'érythème sérique, l'on peut voir que nous sommes loins de la formule de la scarlatine.

La polynucléose existe donc dans les intoxications (et nous l'avons trouvée dans les cas que nous publions plus haut d'érythèmes sériques), mais elle est toujours moins accentuée que dans la scarlatine.

Dans tous les cas donc d'intoxication et plus particulièrement dans les intoxications à détermination cutanée, qu'il s'agisse d'érythème sérique, d'urticaire antipyrinique, d'érythème mercuriel ou picrique, la polynucléose est en général faible et ce qui domine, ce sont sans contredit les éosinophiles et les éléments anormaux. L'éosinophilie que nous n'avons jamais rencontrée dans la scarlatine n'a été vue par nous que dans un seul cas d'érythème sérique il est vrai (outre le cas chez un adulte dont nous avons conservé le souvenir), mais les éléments anormaux en nombre parfois considérable (17 %) se sont rencontrés dans 2 cas sur 3.

Ce n'est pas d'après cette simple présence d'éosinophiles ou d'éléments anormaux que devra se faire le diagnostic, mais sur la coexistence d'éosinophiles et d'éléments anormaux, s'accompagnant d'une polynucléose faible dans les éruptions scarlatiniformes, contrastant avec la polynucléose forte et l'absence d'éléments anormaux dans la scarlatine.

CHAPITRE CINQUIÈME

ESSAI DE DIAGNOSTIC PAR L'EXAMEN DES URINES, ET EN PARTICULIER PAR LA RECHERCHE DE LA DIAZORÉACTION DE EHRLICH.

L'urologie peut-elle nous aider à trouver la solution
(que la clinique se montre souvent incapable de trouver,
nous l'avons vu) du problème diagnostique que présentent
les érythèmes scarlatiniformes et la scarlatine, au cours
de la diphtérie traitée par le sérum de Roux?

Peut-être l'analyse chimique attentive des urines
(que nous n'avons malheureusement pas pu faire, pour
diverses raisons) donnerait-elle des résultats. Nous savons
par les travaux de M. Pau quelle est l'urologie de la scarlatine, nous savons que dans cette maladie, on constate la
diminution des chlorures et de l'acide phosphorique,
l'augmentation de l'urée et de l'acide urique ; nous savons
d'ailleurs par le travail de Hausalter que le sérum antidiphtérique provoque l'hyperazoturie, la diminution des
chlorures, l'augmentation des phosphates : il y a donc
d'assez grandes analogies entre ces deux états uri-
naires. De plus, ces analyses sont peu cliniques, et
demandent des connaissances et un outillage un peu spéciaux, qui en font une méthode peu pratique de diagnostic ;
nous en dirons autant, à plus forte raison, de la recherche

de la toxicité urinaire bien étudiée dans la scarlatine par M. Mazaud.

L'étude consciencieuse de l'indicanurie ne nous a mené à aucun résultat.

L'urobilinurie nous donnerait peut-être un élément de diagnostic, si nous nous fiions aux résultats obtenus par M. Tissier qui dit que dans les fièvres éruptives l'urobilinurie est rare; dans la diphtérie, au contraire, elle serait fréquente. Nous ne pouvons malheureusement pas souscrire à ces propositions; nos recherches personnelles ne nous ont nullement démontré la rareté de l'urobilinurie dans la scarlatine, encore moins sa fréquence dans la diphtérie.

L'urobilinurie ne constitue donc encore nullement un élément de diagnostic.

Il n'en est pas de même, nous semble-t-il, de la diazoréaction de Ehrlich qui ne demande que des réactifs qu'il est facile de se procurer, et une technique si simple que sa recherche est presque aussi aisée que celle de l'albumine. Aussi nous semble-t-elle constituer un procédé clinique. Reste à discuter sa valeur. C'est ce que nous allons faire en étudiant successivement: la diazoréaction dans la scarlatine; la diazoréaction dans la diphtérie; la valeur diagnostique enfin de la diazoréaction. Chemin faisant nous résumerons nos observations personnelles d'érythèmes scarlatiniformes et d'éruptions scarlatineuses au cours de la diphtérie (1).

---

(1) Pour toute la partie chimique de la question, nous renvoyons à l'excellente étude de MM. Loeper et Oppenheim dans la *Gazette des hôpitaux* du 25 mai 1901.

Nous rappelons brièvement la technique à suivre pour la recherche de la diazoréaction : ajouter trois gouttes de la solution suivante :

$$2\!\!\!/ \text{ Nitrite de soude} \ldots\ldots\ldots\ldots \quad 1 \text{ gramme}$$
$$\text{Eau} \ldots\ldots\ldots\ldots\ldots\ldots\ldots \quad 200 \quad —$$

La diazoréaction dans la scarlatine.

A. *D'après les auteurs.* — Brewing trouve la diazo-réaction positive dans 3 cas sur 6 ; Nissen la trouve 11 fois sur 23 dans les premiers jours de l'éruption ; Clemens, 16 fois sur 58 ; Rivier 12 fois sur 26 ; Lœper et Oppenheim 2 fois sur 3 ; Hèze 1 fois sur 2. Soit un total de 45 cas positifs sur 118 cas examinés. « Il nous est permis de conclure de ces observations, dit M. Rivier, que la diazoréaction n'est pas constante dans la scarlatine, qu'elle ne se présente guère que dans la moitié des cas et qu'elle est alors généralement peu marquée et de courte durée. »

B. *D'après nous.* — « Ces chiffres nous paraissent au-dessous de la réalité, car nous l'avons rencontrée... 15 fois sur 18 », disions-nous dans la note que nous avons fait paraître dans la *Revue mensuelle des maladies de l'enfance* (juin 1901).

Nous l'avons depuis ce temps recherchée (nous-même ou avec l'aide de M. Alquier, interne des hôpitaux, que nous remercions encore une fois) dans plusieurs cas de diphtérie avec scarlatine et nous l'avons trouvée avec

à cinq centimètres cubes de la liqueur suivante :

℞ Acide sulfanilique	5 grammes
Acide chlorhydrique	50 —
Eau	1 litre

Mêler avec quantité égale d'urine et ajouter goutte à goutte de l'ammoniaque ; la coloration obtenue à la surface du liquide varie de la couleur ambrée au rouge cerise. La diazo-réaction est dite positive quand cette coloration obtenue est rouge vermillon (réaction douteuse) ou rouge cerise (réaction certaine). Pour éviter d'être trompé par les pseudo-colorations, agiter le liquide : la mousse obtenue au-dessus du liquide est jaune ou caramel en cas de réaction négative, rosée en cas de réaction positive. Pour plus amples détails, voir la revue générale citée plus haut.

une grande fréquence (11 fois sur 15, et encore dans un des cas négatifs la scarlatine était-elle douteuse).

Nous avons pu encore nous procurer quelques documents très intéressants sur la question de la diazoréaction dans la scarlatine.

Voici d'abord, résumées, des observations dont les éléments ont été recueillis par M. Lortat-Jacob, interne de M. Jeanselme, dans le pavillon de la scarlatine, à l'hôpital Hérold (1).

La diazoréaction a été recherchée dans 19 cas de scarlatine pendant la période éruptive. Dans 13 cas de ces observations, le jour du début de l'éruption avait pu être noté, et la recherche de la diazoréaction donna les résultats suivants :

4 fois la recherche fut faite 1 jour après le début de l'érup. avec 3 cas positifs
1 — 2 — 1 —
6 — 3 — 4 —
1 — 4 — 1 —
1 — 5 — 1 —

Dans 6 cas, la recherche fut faite (par rapport au jour de l'*entrée* de l'enfant dans le service.)

2 fois le lendemain avec 1 cas positif.
4 — surlendemain — 4 —

Ce qui constitue 15 cas positifs sur 19.

Ces 4 cas négatifs se décomposent de la façon suivante :

1 où la recherche fut faite le lendemain de l'entrée.
1 — le lendemain de l'apparition de l'érup.
2 — au 3e jour —

Sans rechercher à expliquer ces 4 cas négatifs, nous

(1) Nous exprimons à M. Lortat-Jacob toute notre gratitude pour la libéralité avec laquelle il a bien voulu nous faire bénéficier de ses recherches.

nous bornons à faire remarquer leur relative rareté : 4 sur 19 cas examinés *une seule fois*.

Cinq fois la recherche de la diazoréaction fut faite à plusieurs reprises au cours de la maladie ; nous résumons ici ces observations qui nous montrent que la diazoréaction est précoce dans la scarlatine et persiste rarement après la fin de l'éruption :

Obs. A. — Garçon âgé de 11 ans 1/2, malade depuis la veille. Entré le 12 juillet. Angine rouge. Éruption de moyenne intensité, débutant le 13 juillet.

1er examen le 14 juillet. Réaction positive.
2e   —   15 —   —
3e   —   16 —   Réaction négative.
4e   —   17 —   . .   —   (fin de l'éruption.)

Obs. B. — Garçon âgé de 7 ans. Entré le 15 juillet, début de l'éruption le 13 juillet.

1er examen le 16 juillet. Réaction très forte.
2e   —   17 —   —
3e   —   18 —   —   (apyrexie.)
4e   —   19 —   Réaction forte.
5e   —   20 —   Réaction peu forte.
6e   —   22 —   Réaction négative.
L'éruption avait disparu le 19 juillet.

Obs. C. — Fille âgée de 6 ans. Entrée le 16 juillet, au 3e jour de sa maladie ; a eu des vomissements, de l'angine ; a depuis le 14 une éruption qui est, à l'entrée, de moyenne intensité.

1er examen le 17 juillet. Réaction très forte.
2e   —   18 —   Réaction forte.
3e   —   19 —   —
4e   —   20 —   —   (fin de l'éruption.)
5e   —   22 —   Réaction négative   (apyrexie.)

Obs. D. — Fille âgée de 6 ans. Entrée le 16 juillet (jour de

début de la maladie ignoré). Début de l'éruption le 16.
Éruption intense généralisée, respectant la face.

1ᵉʳ examen le 17 juillet. Réaction très forte.

2ᵉ	—	18	—	Réaction forte (apyrexie.)
3ᵉ	—	19	—	Réaction peu forte.
4ᵉ	—	20	—	Réaction faible.
5ᵉ	—	22	—	Réaction négative.

(Fin de l'éruption le 21.)

Obs. E. — Garçon de 6 ans. Entré le 19 juillet, au 3ᵉ jour de
sa maladie. Epistaxis, angine. Éruption actuelle (ayant
commencé le 18), assez intense, généralisée, même à la
face.

1ᵉʳ examen le 20 juillet. Réaction très forte.

2ᵉ	—	22	—	—
3ᵉ	—	23	—	— (fin de l'éruption.)
4ᵉ	—	24	—	—
5ᵉ	—	25	—	Réaction forte.
6ᵉ	—	26	—	—
7ᵉ	—	29	—	Réaction faible.

(La température retomba à la normale le 31 seulement.)

Ces observations sont intéressantes à plusieurs points
de vue : d'abord en montrant que l'intensité de la coloration obtenue va en décroissant constamment; ensuite
en montrant que la réaction peut disparaître avant la fin
de l'éruption, fait important à retenir et que nous utili-
serons pour l'interprétation de quelques-unes des observations de scarlatine avec diphtérie que nous étudierons
dans un prochain paragraphe.

La diazoréaction peut être très précoce au cours de la
scarlatine, et en voici deux observations :

Dans une salle de médecine générale à l'hôpital, 7 enfants se trouvent en contact avec une enfant scarlatineuse
admise par erreur dans cette salle. On isole aussitôt ces

enfants contaminés : Prévenus aussitôt, nous recherchons à partir de ce jour systématiquement, de façon quotidienne, la diazoréaction dans les urines de ces malades :

Seule, une de ces enfants, le 4º jour après la contagion, présente une réaction positive; en même temps commençait une éruption scarlatineuse : la maladie évolua de façon normale. Malheureusement, les jours qui suivirent cette apparition de la diazoréaction et de l'éruption, nous ne pûmes nous procurer d'urines, et nous n'avons pas pu suivre la courbe de cette diazoréaction.

Voilà donc un cas où la diazoréaction apparut en même temps que l'éruption, alors que la température ne s'éleva que le lendemain.

Au moment où nous écrivions ce chapitre, nous avons pu connaître un cas où la diazoréaction précéda l'éruption : au pavillon Pasteur (diphtérie) de l'hôpital Hérold entre un enfant atteint d'angine soupçonnée d'être diphtérique. La diazoréaction est positive. Le lendemain, l'examen bactériologique démontre qu'il ne s'agit pas de diphtérie, et de plus une éruption typique de scarlatine apparaissait, qui suivit son cours normal. Ici donc la diazoréaction avait *précédé* l'éruption.

Mentionnons immédiatement deux autres cas que nous retrouverons plus loin (voir obs. XX et XXI) dans lesquels la diazoréaction fut très nette quelques heures *avant* l'apparition de l'éruption, laquelle persistait encore alors que la diazoréaction avait déjà disparu.

C'est en nous appuyant sur de semblables faits qui ne nous semblent pas avoir été suffisamment mis en lumière par les auteurs, *que nous nous basons pour conclure que, s'il existe des cas de scarlatine (et nous ne les nions pas) dans lesquels la diazoréaction recherchée de façon précoce a fait défaut, ces cas doivent être cependant extrêmement rares.*

Si la diazoréaction n'est pas constante dans la scarlatine, il n'en est pas moins certain que quand on la recherche de bonne heure, pendant la période d'éruption (nous dirons même dès le début de celle-ci), on la rencontre avec une grande fréquence : nous l'avons trouvée, en effet, positive 42 fois sur 52 en ne tenant compte que des faits où elle était nettement positive.

La diazoréaction dans la diphtérie.

Comme pour la scarlatine, nous citerons d'abord les chiffres donnés par les auteurs, puis nous exposerons le résultat de nos recherches personnelles.

A. *Résultats obtenus par les auteurs.*

D'après M. Rivier, les auteurs sont d'accord pour constater la rareté de la diazoréaction au cours de la diphtérie :

Ehrlich la rencontre 1 fois sur 9 cas.			
Escherich	—	2 —	4 —
Brewing	—	0 —	6 —
Feer	—	1 —	12 —
Nissen	—	1 —	5 —
Greene	—	0 —	3 —
Rivier	—	0 —	5 —
Hèze	—	0 —	6 —

ce qui donne un total de 5 cas positifs sur 50 cas.

(Michaelis a, de plus, rapporté quelques cas positifs de diazoréaction dans la diphtérie, à la Société de Médecine de Berlin ; mais nous ne savons au juste ni le nombre des cas positifs ni le nombre des recherches.)

B. *Résultats obtenus par nous.*

Nous avons recherché la diazoréaction dans 137 cas de

diphtérie constatée cliniquement et bactériologiquement, constituant un total de 926 examens. Les urines de ces malades (qui étaient tous des enfants) ont été examinées tous les jours (sauf de très rares exceptions), depuis le jour de l'entrée dans le service jusqu'au jour de la sortie (1).

Laissant de côté les cas où la coloration obtenue fut orangée plus ou moins teintée de rouge (et qui n'a aucune valeur), ainsi que les cas (au nombre de 10) où la coloration fut rouge, mais où la mousse obtenue par agitation à la surface du liquide ne fut pas rose mais jaune ou brune (cas réputés très douteux par les auteurs), la diazoréaction fut en tout positive dans 9 cas : mais nous devons immédiatement éliminer 5 cas où il y avait coexistence de scarlatine (nous pensons que dans ces faits, la réaction positive était due bien plutôt à la scarlatine). De plus, dans un autre cas, la réaction ne fut positive qu'au 10e jour d'une diphtérie bénigne qui semblait à ce moment guérie, mais qui se compliquait justement alors de bronchite intense avec matité aux bases des poumons. On peut donc sincèrement se demander quelle part revient à la diphtérie dans la production de la diazoréaction dans ce fait.

Il reste donc en tout 3 cas où la réaction fut positive, sans qu'on puisse invoquer d'autre cause que la diphtérie. Voici le résumé de ces 3 cas :

Obs. X. — *Diphtérie avec diazoréaction positive.*

Sob... Lucien, âgé de 4 ans 1/2.

(1) Nous avons recherché, en outre, la diazoréaction dans un certain nombre de cas (38) le jour de l'entrée seulement du malade dans le service. Mais comme nous savons combien peut être éphémère la diazoréaction, nous ne tenons pas grand compte de ces cas qui, tous négatifs d'ailleurs, unis à ceux cités plus haut, formeraient un total de 175 cas, avec 996 recherches.

4

Entré le 24 octobre 1900 au pavillon Bretonneau.
Malade depuis 15 jours.
Examen bactériologique :
> Sérum : Löffler moyen, court et long.
> Agar : Löffler, streptocoque, pneumo-
> coque.

Examen clinique : Rien dans la gorge;
Un peu de tirage, toux rauque;
Évolution simple.
26 octobre. Diazoréaction : négative.
27 — Diazoréaction : coloration rouge avec mousse rosée.
28 — Diazoréaction : négative.

Obs. XI. — *Diphtérie avec diazoréaction positive.*

De Cl... Henri, âgé de 4 ans 1/2. Entré le 18 mai 1901 au pavillon Pasteur.
Examen bactériologique : Löffler long.
Examen clinique : Diphtérie pure grave.
Évolution simple.
18 mai. Diazoréaction : Rouge peu intense, mousse rosée.
19 — Diazoréaction : Rouge peu intense, mousse rosée.
20, 21, 22 et 26 mai. — Coloration orangée rouge.

Obs. XII. — *Diphtérie avec diazoréaction positive.*

Schm... Pierre, âgé de 5 ans.
Entré le 14 novembre 1900 au pavillon Bretonneau.
Malade depuis 4 jours.
Examen bactériologique : sérum : Löffler moyen.
> agar : Staphylocoque.

Examen clinique : Croup (3 tubages), sans angine.
14 novembre. 20 centimètres cubes Roux.
15, 16 — Diazoréaction négative.
18 — Réaction positive; érythème scarlatiniforme.
19 — Réaction positive; diarrhée fétide.
20 — Réaction positive; diarrhée fétide; fin de l'érythème.
21 — Réaction positive; fin de la diarrhée.
22, 23, 24 — Réaction négative.

Nous rencontrons donc dans ce dernier cas la coexistence d'un érythème scarlatiniforme avec diazoréaction positive : on n'a noté dans l'observation ni l'état de la langue, ni l'existence positive ou négative de la raie de Bouchut; mais l'aspect de l'érythème, l'absence d'angine rouge, l'absence de desquamation, permettent d'éliminer l'hypothèse d'une scarlatine. La température fut intéressante, montant progressivement de 38° le 14 à 40°,4 le 17 au soir, pour retomber à 38°,6 le 18 et osciller autour de 38° depuis le 19 jusqu'au 22. Peut-être peut-on attribuer la diazoréaction positive dans ce cas aux troubles gastro-intestinaux constatés.

Nous voyons donc que dans la diphtérie sans association d'autres maladies, sur 137 cas suivis presque quotidiennement, nous n'avons rencontré la diazoréaction que 3 fois : elle est donc d'une très grande rareté.

Valeur diagnostique de la diazoréaction.

Nous avons suffisamment démontré, croyons-nous, la différence de fréquence de la diazoréaction au cours de la scarlatine et de la diphtérie pour que nous puissions maintenant insister sur la valeur diagnostique de cette réaction dans les cas douteux où le diagnostic reste hésitant. Voici une série d'observations qui nous semblent bien probantes à cet égard :

Première série de faits.

ÉRYTHÈMES SCARLATINIFORMES AVEC DIAZORÉACTION POSITIVE. 1 seul cas (voir plus haut, obs. XII.)

De plus, dans un autre cas, la réaction, tout en restant négative, présenta une coloration plus rouge le jour de l'érythème scarlatiniforme que tous les jours précédents et suivants.

Érythèmes scarlatiniformes avec diazoréaction négative.

6 cas.

Obs. XIII. — Lem... Emile. Entré le 7 novembre 1901 au pavillon Pasteur.

Angine diphtérique à fausses membranes de moyenne étendue dans le pharynx.

L'examen bactériologique démontre la nature diphtérique de l'angine.

La muqueuse pharyngée est, de plus, rouge ; et l'on constate sur les bras, le dos, les fesses au niveau des points de pression, un érythème scarlatiniforme, qui fait défaut dans les aines. Il n'y a pas d'érythème plantaire, l'état général est bon, la langue n'est pas très saburrale, elle n'est pas rouge à la pointe et aux bords.

Quelques-uns de ces signes plaident en faveur de l'hypothèse d'une scarlatine, contre laquelle militent quelques autres symptômes. Le diagnostic reste donc hésitant, d'autant plus que l'injection de sérum (40 centimètres cubes Roux) date du jour même.

8 novembre. Gorge rouge, lisse d'aspect.

Langue rouge, mais pas dépouillée.

Érythème presque disparu.

Diazoréaction négative.

L'hypothèse d'une scarlatine possible fut rejetée. Et la suite démontra l'absence de cette fièvre éruptive. *La diazoréaction fut constamment négative.*

A signaler la production, le 12 novembre, de placards rouges sur la peau, fugaces.

La température fut très irrégulière pendant l'évolution de la maladie.

Sorti guéri le 24 novembre.

Obs. XIV. — Duf... Armande, âgée de 3 ans. Entrée le 13 mai 1901 au pavillon Pasteur.

Angine diphtérique pure. Bacille de Löffler.
13 mai. Muqueuse rouge.

Langue un peu rouge.

Érythème scarlatiniforme léger.

Diazoréaction négative.

Évolution simple.

26 mai. Élévation de la température qui, de normale qu'elle était les jours précédents, atteint 39°,2 le soir.

27 — Érythème sérique ortié.

28 — L'érythème est devenu scarlatiniforme, il s'étend en larges placards confluents sur le tronc, les cuisses, les bras.

La diazoréaction reste constamment négative.

La température, après avoir oscillé autour de 38°, retombe à la normale le 2 juin.

L'enfant sort guérie sans avoir eu de desquamation.

Obs. XV. — Raf... Lucien, âgé de 2 ans 1/2. Entré le 19 juin 1901 au pavillon Pasteur.

19 juin. Angine diphtérique avec fausses membranes grisâtres.

Muqueuse rouge.

Temp. 40°

20 — Érythème scarlatiniforme sur le thorax et les jambes.

Temp. matin : 38°,4.

— soir : 38°,8.

Diazoréaction négative.

Évolution simple.

Sort guéri.

Obs. XVI. — Gira... Gaston, âgé d'un an. Entré le 16 juillet 1901 au pavillon Pasteur.

Angine diphtérique avec fausses membranes sur les deux amygdales.

17 juillet. Muqueuse rouge.

Langue un peu sèche.

Éruption scarlatiniforme sur l'abdomen.

18 juillet. L'éruption persiste.

On discute la possibilité d'une scarlatine.

Diazoréaction négative.

La suite démontra l'absence de scarlatine.

Obs. XVII. — (Publiée par nous *in Rev. mens. des mal. de l'enfance*, juin 1901).

« Il s'agit d'une éruption apparaissant 3 jours après l'injection de sérum antitoxique de Roux chez un individu atteint de diphtérie, et qui avait été en contact les jours précédents avec des scarlatineux. Pas de scarlatine dans les antécédents du malade.

L'éruption est scarlatineuse d'aspect, elle persiste 4 jours. La gorge est rouge vif, la douleur pharyngée intense, la température élevée (40° le premier jour), enfin il y a de nombreux ganglions augmentés de volume et douloureux. Prurit assez intense. Gonflement des oreilles. La diazoréaction fut négative. La langue ne se dépouilla pas, la desquamation de la peau fut localisée aux doigts, aux oreilles et au scrotum, elle fut furfuracée. Jamais il n'y eut d'albumine dans les urines examinées quotidiennement. Il semble donc qu'il n'y ait pas eu là de scarlatine : c'est ce que nous avions affirmé, nous basant sur la diazoréaction, alors que cliniquement l'éruption et la rougeur de la gorge plaidaient en faveur de la scarlatine. »

Le sixième cas est l'observation VIII publiée plus haut. (P. 27.)

En résumé, nous trouvons donc la diazoréaction positive dans un cas d'érythème scarlatiniforme et négative dans 6 cas (auxquels nous pouvons en ajouter au moins 3 ou 4 dont nous avons conservé le souvenir, mais que nous n'avons pas notés par écrit et qui tous donnèrent lieu à des résultats négatifs).

Deuxième série de faits.

A. *La scarlatine a précédé la diphtérie.*

Dans 4 de ces cas où nous avons cherché la diazoréaction, elle était faible mais nette. Mais comme l'éruption
avait déjà disparu, et que nous ne voulons considérer
ici que la valeur diagnostique possible de la diazoréaction entre diverses éruptions, nous ne citons ces cas
que comme une nouvelle preuve de la fréquence de la
diazoréaction dans la scarlatine.

Voici un mot sur ces quatre observations :

1° Peti... Louise, âgée de 5 ans.

Entrée à la scarlatine le 3 octobre 1900 (en pleine éruption).
Passée au pavillon Bretonneau le 6 octobre.
Angine bactériologique à Löffler court et moyen.
Le 6 octobre. La desquamation cutanée commence.
Le 7 — Diazoréaction faible mais nette.
Le 8 — Diazoréaction négative.

2° Dum... Maurice, âgé de 3 ans.

Entré au pavillon Bretonneau le 30 septembre 1900 pour
une angine diphtérique.
Le malade vient du pavillon de la scarlatine.
La desquamation est nette sur tout le corps.
2 octobre. Diazoréaction faible mais nette.
3 — idem.
Emmené le 3 octobre par les parents.

3° Ria... Georgette, âgée de 3 ans.

Entrée à l'hôpital le 26 octobre 1901 pour une scarlatine au
second jour de l'éruption.
2 novembre. L'examen bactériologique démontre la nature

diphtérique des fausses membranes cons-
tatées dans la gorge.

L'enfant passe au pavillon Pasteur le 4.

5 novembre. Diazoréaction faible mais nette.

8 — Diazoréaction nette.

9 — Diazoréaction négative.

La desquamation est nette sur le corps.

10 — La langue est humide.

La desquamation est abondante.

Mais en même temps réapparaît une éruption
généralisée. Diazoréaction nette. Le pouls
est à 160. La température oscille entre 40°
et 41°.

11 — État général mauvais.

L'enfant est abattue, accablée.

Les narines sont pulvérulentes.

La langue est sèche, rôtie, saburrale.

La gorge est très rouge et purulente.

Les téguments sont le siège d'un érythème
généralisé avec hémorrhagies sous-cuta-
nées.

Le pouls est à 160.

La diazoréaction redevient positive.

La température oscille encore de 40° le matin
à 41°,2 le soir.

12 — L'enfant est dans le même état.

Diazoréaction positive.

L'enfant meurt dans la journée.

Cette observation est intéressante à plus d'un titre :
elle nous montre la persistance assez longue de la diazoréaction dans quelques cas de scarlatine. De plus, elle
nous montre sa réapparition au cours d'érythèmes infectieux; en effet, nous n'avons pas là affaire, croyons-nous,
à un érythème sérique : la date tardive de cette éruption,
sa forme hémorrhagique, la gravité de l'état général,
tout nous fait plutôt croire à une streptococcie secondaire ;
cela nous permet donc peut-être de conclure à la possibi-

lité de rencontrer la diazoréaction positive dans la streptococcie.

4° Son... Jean, âgé de 6 ans 1/2.

Entré à l'hôpital le 7 novembre 1901 pour scarlatine.
Passé au pavillon Pasteur (pour angine diphtérique tardive) le 16 novembre. L'éruption est presque complètement terminée.

17 novembre. La diazoréaction est encore positive.
18   —   La diazoréaction est négative.
              Sorti guéri.

B. *La scarlatine et la diphtérie ont évolué simultanément.*

3 cas.

Obs. XVIII. — Angl... Louis, âgé de 7 ans. Entré le 25 avril 1901 au pavillon Pasteur.

Début de la maladie il y a 2 jours.
(Un frère est soigné en même temps à l'hôpital Trousseau pour diphtérie.)
25 avril. A l'entrée, on constate sur les amygdales la présence de fausses membranes dont l'examen bactériologique dénote la nature diphtérique.
              Muqueuse pharyngée rouge.
              Éruption de scarlatine (datant du matin même) assez bien fleurie sur les jambes et le dos.
26 — Gorge toujours rouge.
              Langue rouge à la pointe et sur les bords.
              Éruption très nette sur le corps.
              Diazoréaction positive.
17 — Disparition de l'éruption.
              Début de la desquamation (d'abord furfuracée puis plus nette les jours suivants).
              Diazoréaction positive.
27, 28, 29 avril. Diazoréaction douteuse.
30   —   Diazoréaction franchement négative.

La maladie suivit un cours normal et l'enfant sortit guéri le 13 juin.

Obs. XIX. — Plu... Geoŕgette, âgée de 3 ans. Entrée le 22 juillet 1901 aux douteux et le 24 au pavillon Pasteur.

Malade depuis 2 jours.

Angine diphtérique associée bénigne.

Muqueuse du pharynx rouge avec un peu de pus.

13 juillet. Température : matin, 38°,8 ; soir, 38°,4.

24 — Dans l'après-midi, éruption de scarlatine très nette, assez confluente, sur le tronc, le cou, les membres inférieurs, les bras.

Langue sèche, un peu dépouillée.

Température : Matin, 37°,8 ; soir, 38°,4.

Diazoréaction nette.

25 — Température : Matin, 38°,6 ; soir, 38°,2.

26 — Apyrexie.

Langue dépouillée entièrement.

L'éruption a disparu.

La desquamation se fait normalement.

L'enfant sort guérie le 20 août.

Obs. XX. — Nav... Andréa, âgée de 10 ans. Entrée le 29 novembre 1901 au pavillon Pasteur.

Malade depuis 8 jours.

Angine diphtérique pure bénigne à Löffler court, moyen et long.

A l'entrée, la gorge est rouge, la langue saburrale avec pointe et bords rouges.

La gorge a, en un mot, l'aspect scarlatineux, mais il n'y a pas trace d'éruption sur le corps.

Température : 38°,6.

30 novembre. Diazoréaction nette le matin.

Température : matin, 37°,6 ; soir, 38°.

1er décembre. Diazoréaction très nettement positive.

Température : matin, 37°,2 ; soir, 38°,6.

Vomissements et céphalalgie le soir.

2 décembre. Langue saburrale, rouge à la pointe
Gorge un peu rouge.
Le corps est rouge, surtout à la partie supérieure du thorax.
Diazoréaction douteuse.
Température : matin, 38°,8 ; soir, 38°.

3 — Éruption de scarlatine nette, confluente et étendue à tout le corps.
Langue rouge, se dépouillant.
Température : matin, 38°,6 ; soir, 39°,4.
Diazoréaction négative.

5 — Éruption moins intense.
Langue framboisée.

Désormais la scarlatine évolue normalement. L'enfant est encore dans le service pendant que nous écrivons ces lignes.

Voilà donc, nous le répétons encore, un cas particulièrement intéressant, puisque, étant donné ce que nous savons de la différence de fréquence de la diazoréaction dans la scarlatine et dans la diphtérie, nous ne devons pas hésiter à mettre la réaction positive sur le compte de la scarlatine. Dès lors, il est bien évident que cette observation apporte une preuve bien démonstrative à la théorie que nous soutenions plus haut, à savoir que dans bien des cas où la réaction de Ehrlich fut négative, cela tenait à ce qu'on l'a recherchée trop tard : la réaction disparut en effet avant l'apparition de l'éruption. Il faut d'ailleurs rapprocher de l'observation que l'on vient de lire la suivante qui lui ressemble beaucoup au point de vue de la diazoréaction.

C. *La scarlatine est consécutive à la diphtérie.*
5 cas.

Obs. XXI. — Gar... Paul, âgé de 5 ans. Entré le 26 octobre 1901 au pavillon Bretonneau.
Malade depuis 2 jours.

26 octobre. Fausses membranes assez étendues.

Examen bactériologique : Löffler long et moyen sur sérum.

Mauvais état général.

Jours suivants : Hématurie (durant jusqu'au 2 novembre).

Diazoréaction négative les 27, 28, 29 et 30 octobre.

30 octobre. Les fausses membranes ont disparu de la gorge.

31 — Épistaxis.

Diazoréaction positive.

1er novembre. Diazoréaction positive.

2 — Éruption typique de scarlatine.

3 — Diazoréaction positive.

4 — Diazoréaction négative.

Fin de l'éruption.

6 — Desquamation.

L'enfant est passé à la scarlatine.

Obs. XXII. — Han... Victor, âgé de 4 ans 1/2.

Entré le 3 mai 1901 au pavillon Pasteur.

Diphtérie très membraneuse pharyngo-laryngo-trachéo-bronchique.

Jetage purulent.

Abattement profond.

Mauvais état général.

4 mai. État stationnaire.

Diazoréaction négative.

5 — Diazoréaction positive.

6 — Légère amélioration de l'état général.

Légère éruption scarlatiniforme (dit-on).

Diazoréaction positive.

7 — Gorge rouge.

Éruption de scarlatine très intense.

9 — L'éruption persiste encore.

La diazoréaction est douteuse.

L'enfant meurt dans la journée.

Comme, à l'autopsie, on trouva une tuberculose pulmonaire (diagnostiquée d'ailleurs du vivant de l'enfant), et comme dans la tuberculose on peut trouver la réaction de Ehrlich positive, nous ne considérons pas ce cas comme absolument démonstratif. Néanmoins comme la réaction fut négative à la fin et se comporta comme dans la scarlatine, nous y attachons une certaine importance.

Obs. XXIII. — Ne... Marie, âgée de 6 ans.

Entrée le 5 juin 1901 au pavillon Pasteur.
Malade depuis hier.
   juin. Fausses membranes étendues, confluentes dans le pharynx.
      Angine à Löffler long et moyen. Croup.
      Muqueuse buccale rouge, amygdales volumineuses.
6 — Langue et gorge très rouges.
      Éruption de scarlatine siégeant sur les avant-bras, les cuisses, la poitrine.
      Température : 39° le matin ; 38° le soir.
      Diazoréaction nettement positive.
7 — La langue est rouge et présente l'aspect framboisé de façon typique.
8 — Fin de l'éruption.
      Desquamation assez légère.
Sortie guérie le 30 juin.

Obs. XXIV. — Brun... Georgette, âgée de 2 ans 1/2. Entrée le 22 juillet 1901, au pavillon Pasteur.
Malade depuis 2 jours.

22 juillet. Angine diphtérique.
      Muqueuse pharyngée rouge.
      Muco-pus abondant dans le pharynx.
      Œdème notable du cou.
      Un peu d'abattement.
      Langue un peu rouge à la pointe et sur les bords.
      Erythème léger scarlatiniforme.
23 — Diazoréaction douteuse dans l'après-midi.
24 — Diazoréaction très nette le matin.
      La langue n'est pas dépouillée.
      La gorge est toujours un peu rouge.

Éruption de scarlatine confluente, généralisée, sauf à la face.

(La scarlatine suit son cours normal).

A noter le 5 août l'apparition d'un érythème cutané à grands placards sur les jambes, les cuisses. Ces placards sont formés de petites macules morbilliformes, confluentes, avec quelques points ortiés; quelques éléments sont notés sur le dos.

Cette éruption persiste les 6, 7, 8 et est suivie d'une nouvelle poussée le 9.

L'enfant sort guérie le 20 août.

Obs. XXV. — Rou... Edmond, âgé de 4 ans.

Entré le 5 décembre 1901, au pavillon Pasteur.

Angine diphtérique pure bénigne.

L'enfant semble guéri quand la température commence à s'élever à partir du 12, de façon progressive pour atteindre 39°4 le matin et 40° le soir du 15 décembre.

En même temps on note le 15 décembre une éruption occupant la face, le tronc et les cuisses.

16 décembre. Température un peu moins élevée.

Éruption un peu atténuée.

17 — Langue rouge entièrement dépouillée, avec aspect framboisé typique.

Éruption généralisée sur tout le corps même à la face, à type scarlatineux.

Raie de Bouchut très nette.

Diazoréaction positive.

23 — Desquamation très nette sur le corps.

L'enfant est encore en traitement dans le service pendant que nous écrivons ces lignes.

Scarlatine et diphtérie. 2° avec diazoréaction négative

4 cas.

Obs. XXVI. — Bor... Yvonne, âgée de 3 ans.

Entrée le 8 novembre 1901, au pavillon Pasteur.

A l'entrée, on constate de fausses membranes abondantes dans le pharynx, dont la muqueuse est rouge.

Aspect scarlatineux rouge lisse de la gorge.

Température 38°.

Rougeur légère diffuse sur le tronc.

10 novembre. Même rougeur diffuse.

Langue un peu saburrale, rouge à la pointe, non dépouillée.[1]

11 — Au matin : pas d'éruption.

Temp. 38°.

Langue et gorge presque normales.

Au soir : température 39°4.

Éruption sur tout le corps et la face, peu visible sur les jambes.

12 — La température baisse.

13 — Disparition de l'éruption.

La desquamation se produisit avec peu d'abondance; elle fut furfuracée, et localisée au cou et au thorax. La langue ne présenta jamais l'aspect porcelainé typique.

Cette scarlatine fut donc un peu anormale, et sans la rejeter, nous la considérons du moins comme légère : la diazoréaction recherchée tous les jours, du 9 au 18 (inclusivement) fut constamment négative (l'enfant est encore en traitement dans le service).

Obs. XXVII. — Rou... François, âgé de 7 ans.

Entré le 11 novembre 1901 au pavillon Pasteur.

12 novembre. Angine diphtérique.

Langue rouge à la pointe et aux bords, commençant à se dépouiller.

Éruption discrète de scarlatine sur la poitrine, les aisselles, les plis de l'aine, le dos, les mains.

13 — Diazoréaction négative. Température 40° le soir.

14 — Langue porcelainée, dépouillée.

Éruption très nette.

Temp. 39°, matin et soir.

15-17-18 — Diazoréaction négative.

19 — La desquamation commence, et est abondante dans la suite.

(La diazoréaction fut peut-être négative ici pour avoir été cherchée un peu tardivement.)

(Enfant encore en traitement dans le service).

Obs. XXVIII. — Ray... Marcelle, âgée de 3 ans. Entrée le 2 novembre 1901, au pavillon Pasteur.

Angine associée, étendue, à bacille de Löffler.

4 novembre. Éruption cutanée légère, scarlatiniforme.
     Langue sèche, dépouillée.

5 — Eruption disparue.
     Diazoréaction négative.

7 — Éruption généralisée au tronc, aux membres inférieurs, à l'abdomen, respectant la face ; cette éruption est scarlatineuse d'aspect, présentant un pointillé légèrement saillant sur un fond rouge uniforme.
     Raie de Bouchut nette.
     Diazoréaction négative.

9 — La langue présente l'aspect framboisé typique.

La desquamation des téguments commence aux membres inférieurs et sur l'abdomen.

Dans la suite, la desquamation est toujours restée discrète.

La diazoréaction recherchée les 5, 7 novembre, puis tous les jours depuis le 7 jusqu'au 15, fut constamment négative.

Notons aussi que l'apyrexie fut toujours absolue, la température ne dépassant pas 37°,5. Nous avons donc là affaire à une scarlatine apyrétique, anormale comme celles que nous avons rappelées dans le premier chapitre de ce travail.

(L'enfant mourut très tardivement, à la suite de phénomènes paralytiques.)

Obs. XXIX. — Grel... Jeanne, âgée de 4 ans. Entrée le 2 avril 1901 à l'hôpital, passée à la diphtérie (pavillon Pasteur) le 4 avril.

4 avril. Angine diphtérique associée.
     Muqueuse rouge.
     Scarlatine en pleine éruption, généralisée sauf à la tête.

Rougeur presque uniforme.

La température, qui était à 40° le 2, descend peu à peu et n'est plus qu'à 36°,6 le soir du 4.

Diazoréaction négative.

8 avril. Début de la desquamation qui devient très-abondante les jours suivants.

La diazoréaction fut négative encore les 8, 9, 10 et 12 avril. (Elle devint ensuite positive, coïncidant avec une éruption de rougeole, qui survint le 13 avril.)

L'enfant sort le 12 mai, guérie.

Scarlatines et diphtérie. 3° la diazoréaction n'a pas été cherchée.

8 cas.

Obs. XXX. — Gal... Elie, âgé de 3 ans 1/2. Entré le 21 mai 1900 au pavillon Bretonneau.

Malade depuis la veille.

Examen bactériologique : sérum : Löffler moyen.

agar : streptocoque, staphylocoque.

Examen clinique : fausses membranes sur les deux amygdales.

A l'entrée : muco-pus pharyngien.

Tirage (nécessitant 3 tubages).

Pas d'engorgement ganglionnaire.

Pas d'albumine.

20 cc. Roux le 21.

30 mai. Eruption généralisée sur tout le corps.

Un peu d'albumine dans les urines.

31 — L'éruption a nettement le type scarlatineux.

La raie de Bouchut est nette.

2 juin. Langue porcelainée, entièrement dépouillée.

4 — Desquamation très étendue sur tout le corps.

(Mort le 4 juin, par suite d'une pleurésie purulente ayant débuté le 29 mai, et qui ne permet pas de tenir compte de la température qu'elle modifia sans doute beaucoup.)

Obs. XXXI. — *Scarlatine apparaissant au cours de la diphtérie.*

Dauph... Paul, âgé de 3 ans. Entré le 11 juillet 1900 au pavillon Bretonneau.

Examen bactériologique : sérum : Loffler long.

agar : streptocoque.

Examen clinique : angine avec fausses membranes peu étendues.

(Une sœur est soignée en même temps pour diphtérie.)

20 cc. Roux le 11.

Apyrexie les premiers jours.

24 juillet. Vomissements.

Eruption de scarlatine avec raie de Bouchut très nette.

Temp. 38°,2 le soir.

25 — Temp. 39°.

26 — Temp. 39°. La langue commence à se dépouiller.

27 — Temp. 39°. La langue est porcelainée.

28 — Apyrexie.

La desquamation se produit normalement et l'enfant sort guéri le 9 août.

Obs. XXXII. — *Scarlatine apparaissant au cours de la diphtérie.*

Gué... André, âgé de 3 ans 1/2. Entré le 21 décembre 1901 au pavillon Bretonneau.

Malade depuis trois jours.

Examen bactériologie: sérum : Löffler long, cocci.

agar : streptocoque, staphylocoque.

Examen clinique : angine légère, un peu de croup.

30 cc. Roux en ville.

26 décembre. La température monte à 38° le soir.

27 — Eruption de scarlatine.

Langue dépouillée.

Raie de Bouchut nette.

Aspect bouffi de la face.

Temp. : matin, 38°,4 ; soir, 38°,4.

28 — Temp. : matin, 38°,6 ; soir, 38°,2.

29 — Fin de l'éruption qui persiste seulement au visage.

Apyrexie.

Desquamation de la peau.

Emmené par les parents le 30 décembre.

(Notons ici combien peu s'éleva la température qui ne dépassa pas 38°,6.)

OBS. XXXIII. — *Scarlatine apparaissant au cours de la diphtérie.*

Del... Eugénie, âgée de 13 ans. Entrée le 25 décembre 1900 au pavillon Bretonneau.

Examen bactériologique : sérum : Löffler moyen.

                agar : streptocoque, staphylocoque.

Examen clinique : angine diphtérique bénigne.

Fausses membranes peu étendues.

30 décembre. Ascension de la température : 39° le matin ; 39°,6 le soir.

           Eruption typique de scarlatine.

31 — Temp. 39°.

2 janvier Apyrexie.

La malade sort guérie le 24 janvier après avoir fait une scarlatine typique.

OBS. XXXIV. — *Erythème scarlatiniforme puis scarlatine apparaissant au cours d'une diphtérie.*

Lar... Lucien, âgé de 3 ans 1/2. Entré le 26 décembre 1900 au pavillon Bretonneau.

Examen bactériologique : sérum. Löffler moyen et long, cocci.

                agar : streptocoque.

Examen clinique : croup (nécessitant un tubage) sans angine.

26 décembre. 20 cc. Roux.

30 — Eruption scarlatiniforme.

3 janvier. Nouvelle éruption, scarlatineuse cette fois.

       Raie de Bouchut nette.

       Langue saburrale, rouge à la pointe et aux bords.

Temp. 40° le matin.

— 39° le soir.

L'enfant est emmené par les parents le 6 janvier. Il a une

congestion pulmonaire qui rend sans valeur la courbe de la température.

OBS. XXXV. — *Scarlatine survenant au cours d'une diphtérie.*

Dec..._Marie, âgée de 10 ans. Entrée le 28 février 1901 au pavillon Bretonneau.

Malade depuis 5 jours. Vomissements au début.

Examen bactériologique : sérum : Löffler moyen et long.

Examen clinique : diphtérie pure grave.

27 février. 20 cc. Roux.

28 — 20 cc. Roux.

1er mars. 20 cc. Roux.

2 — Eruption de scarlatine prise le premier jour pour un érythème scarlatiniforme.

Cette éruption persiste plusieurs jours avec une température de 39°,5 en moyenne.

10 mars. Langue rouge, dépouillée, desquamation de la peau.

(Cette enfant, morte d'une complication pulmonaire très tardive, reçut 110 cc. Roux sans présenter aucune éruption ortiée ou autre attribuable au sérum.)

OBS. XXXVI. — *Scarlatine apparaissant au cours de la diphtérie.*

Koff... Suzanne, âgée de 2 ans 1/2. Entrée le 5 mars 1900 au pavillon Bretonneau.

Malade depuis 3 jours. Vomissements au début.

Examen bactériologique : sérum : Löffler moyen. Staphylocoque.

Examen clinique : angine diphtérique avec muqueuse rouge.

Langue sèche, rôtie.

30 cc. Roux.

7 mars. Eruption de scarlatine.

L'éruption continue les jours suivants, un peu ecchymotique.

Coexistence d'une broncho-pneumonie.

Enfant emmenée le 12 mars.

Obs. XXXVII. — *Erythème scarlatiniforme suivi de scarlatine vraie apparaissant au cours de la diphtérie.*

And... Marguérite, âgée de 2 ans. Entrée le 5 mars 1901 au pavillon Bretonneau.

Examen bactériologique : sérum : Löffler long et moyen.

agar : streptocoque, staphylocoque.

Examen clinique : angine pure de moyenne étendue.

20 cc. Roux, le 5 mars.

Température oscillant entre 37°,5 et 38° tous les jours.

9 mars. — Eruption sérique scarlatiniforme sans élévation de la température.

13 mars. — L'éruption a disparu.

15 — Temp. matin : 38°,4.

— soir : 39°,6.

Eruption de scarlatine apparaissant aujourd'hui.

16 mars. — Langue rouge.

Temp. matin : 38°,4.

— soir : 40°,2.

La température descend en lysis peu à peu.

La scarlatine suit son cours normal.

Sortie de l'enfant le 28 mars.

Pour résumer ce long chapitre, nous dirons donc : *Nous avons trouvé la diazoréaction positive 42 fois sur 52 dans la scarlatine.*

Nous l'avons trouvée positive 3 fois sur 137 dans la diphtérie.

Au cours de l'érythème scarlatiniforme sérique, nous l'avons vue positive 1 fois sur 7 (et encore convient-il de faire des réserves sur cet érythème scarlatiniforme dans lequel la réaction fut positive : il s'agissait peut-être là d'une scarlatine anormale et il existait de la diarrhée fétide).

La réaction de Ehrlich a donc une valeur diagnostique certaine, d'après nous : Si elle est positive, le diagnostic de scarlatine peut être hardiment posé. Une cause d'erreur pourrait provenir cependant de ce fait qu'une éruption tardive au cours de la diphtérie pourrait être due au streptocoque et non au sérum : or, dans quelques infections streptococciques, la diazoréaction est positive. On pourrait donc croire alors à une scarlatine, alors que l'on à faire à une streptococcie.

Dans les cas où la diazoréaction est négative, la scarlatine doit être réputée douteuse, sans pourtant pouvoir être absolument rejetée.

CONCLUSIONS

I. — On observe, au cours de la diphtérie, des éruptions cutanées de formes et d'aspects divers, dues à plusieurs causes et, en particulier, au sérum antitoxique depuis l'emploi de ce mode de traitement.

II. — Quelques-unes de ces éruptions peuvent, au point de vue objectif, simuler à s'y méprendre la scarlatine.

III. — La scarlatine n'étant d'ailleurs pas rare au cours de la diphtérie, on comprend l'intérêt que prend le diagnostic entre les érythèmes scarlatiniformes d'origine sérique et la scarlatine vraie survenant chez un diphtérique traité par le sérum.

IV. — Ce diagnostic, tout en étant facile dans la grande majorité des cas, peut quelquefois être presque impossible à faire avec les seuls services de la clinique, du moins au début de l'éruption, alors qu'il présenterait précisément le plus d'intérêt.

V. — L'examen du sang peut donner une indication précieuse pour le diagnostic quand il est fait au début de l'éruption :

a) La polynucléose est plus accentuée dans la scarlatine que dans les érythèmes scarlatiniformes sériques.

b) Les éosinophiles sont plus rares dans la scarlatine.

c) On rencontre dans l'érythème scarlatiniforme des formes anormales absentes dans la scarlatine.

VI. — L'examen des urines est aussi d'un puissant

secours : la diazoréaction de Ehrlich, très fréquente dans la scarlatine, est, en effet, exceptionnelle dans la diphtérie et en particulier dans les érythèmes scarlatiniformes d'où il suit que :

1° Quand la diazoréaction est négative au moment où se produit l'éruption il y a une forte présomption pour qu'il ne s'agisse pas de scarlatine ;

2° Quand, dans les mêmes circonstances, la diazoréaction est positive, on peut, presque à coup sûr (nous dirions même volontiers : à coup sûr) dire que l'on est en présence d'une scarlatine.

VII. — La diazoréaction et l'examen du sang nous paraissent donc constituer (à l'heure actuelle bien entendu), les deux meilleurs moyens de diagnostic différentiel entre une éruption scarlatiniforme sérique et une éruption de scarlatine apparaissant au cours d'une diphtérie traitée par le sérum antitoxique.

BIBLIOGRAPHIE

(Cette bibliographie n'a pas la prétention de comprendre tous les ouvrages fort nombreux qui ont été écrits sur la matière qui nous occupe. Elle comprend seulement les titres des principaux travaux cités au cours de cette étude.)

Érythèmes scarlatiniformes infectieux et toxiques.

ALMERAS. Les érythèmes scarlatiniformes confondus avec la scarlatine. *Th. Paris*, 1862.

BAGINSKY. Die serumtherapie der diphterie. Berlin, 1895.

BÉCLÈRE, CHAMBON et MÉNARD. Accidents post-sérothérapiques. *Ann. inst. Pasteur*, octobre 1896.

BERTIN. *Gaz. méd.* Nantes, 1896.

BRICHETEAU. Une épidémie de diphtérie aux Enfants-Malades. *Th. Paris*, 1861-62.

CHANTEMESSE. Accidents sériques. *Soc. méd. des hôp.*, 17 mai 1901.

DUBREUILH. *Congrès de méd. int. de Bordeaux*, août 1895.

— *Journal de méd. int. de Bordeaux*, 6 octobre 1895.

FEULARD. *Bull. soc. dermatol.*, 9 juillet 1891.

GILLET (H.). Le sérum antidiphtérique. *Bull. soc. méd. et chir. de Paris*, mars 1901.

HARTUNG. Die serumexantheme bei diphterie. *Jahrbuch für Kinderheilk.* 1896. Bd XLII, S. 72.

HUTINEL. Note sur les érythèmes infectieux. *Arch. gén. de méd.*, 7 octobre 1892.

LEBRETON et MAGDELAINE. Trois mois de sérothérapie aux Enfants-Malades. *Soc. méd d. hôp.*, 1er février 1895.

MARTIN et CHAILLOU. 300 cas de diphtérie traités par le sérum de ROUX. *Ann. inst. Pasteur*, 1894.

MANGIN. Une épid. de dipht. à l'hôp. Sainte-Eugénie. *Th. Paris*, 1859-60.

MOREL-LAVALLÉE. *Bull. soc. dermatol.*, 9 juillet 1891.

MOUSSOUS (A.). De la réalité des accidents sérothérapiques. *Rev. mens. des mal. de l'enfance*, octobre 1895.

MUSSY. Les érythèmes infectieux. *Th. Paris*, 1888.

OUNDJIAN. Les éruptions médicamenteuses. *Th. Paris*, 1896.

PERDRIAT. Les érythèmes scarlatiniformes. *Th. Paris*, 1896.

POIX. Le sérum antidiphtérique. *Th. Paris*, 1896.

RICHARDIÈRE. Statistique de la dipht. à l'hôp. Trousseau· *Congrès de méd. de Paris*, 1900.

ROGER (G. H.). Exanthèmes sérothérapiques. *Rapp. Congrès de Nancy*, 1896.

ROLLESTON. Les vomissements dans la diphtérie. *The clinical Journal*, 31 janvier 1900.

SANNÉ. Art. Diphtérie du *Dictionn. d. sciences natur.*

SÉE (G.). Les éryth. cutanés dans la diphtérie. *Soc. méd. des hôp.*, 1858.

SEVESTRE et MARTIN. Art. Diphtérie. *Traité des mal. de l'enf.*

SEVESTRE et MESLAY. 179 cas de dipht. à l'hôp. Trousseau. *Soc. méd. des hôp.*, 1er février 1895.

SIMONET DE LABORIE. *Th. Paris*, 1892.

SOC. MÉD. DES HOPITAUX. Séances des :
    2 novembre 1894. MM. LEGENDRE.
    1er février 1895. LEBRETON et MAGDELAINE.
    1er mars 1895. VARIOT.
    29 mars 1895. LEGENDRE. SEVESTRE.
    19 avril 1895. D'ASTROS et ENGELHARDT.
    31 janvier 1896. SEVESTRE.

TIMMER. Die serumtherapie der diphterie. *Deutsche med. Wochenschr.*, n° 37, 1895.

TOMMASOLI. *Giorn. ital. de mal. ven.*, 1894.

UNGAUER. Accidents sériques. *Th. Paris*, 1896.

WIDERHOFER. Ueber 100 Fall. v. dipht. *Deutsch. med. Wochenschr.*, 1895, n° 2, S. 20.

Scarlatine.

Bourges. Les angines de la scarlatine. *Th. Paris*, 1891.

Bouveret. Hyperthermie secondaire dans la scarlatine. *Rev. méd.*, 1892, n° 4.

Couatarmanach. La scarlatine apyrétique. *Th. Paris*, 1893.

Fiessinger (d'Oyonnax). La scarlatine apyrétique. *Gaz. méd.*, 4-11 mars 1893.

Gifford-Wash. (Scarlatine sans éruption.) *British med. journ.*, 2 décembre 1899.

Girard. Syndrome infectieux tardif au cours de la scarlatine. *Th. Paris*, 1899.

Hartnoll. (Rapp, intimes entre la scarlatine et la diphtérie.) *Lancet*, mars 1884.

Jeanselme. Rechutes et récidives dans la scarlatine. *Arch. gén. de méd.*, juin, juillet 1892.

Mazaud. Toxicité urinaire dans la scarlatine. *Th. Paris*, 1898.

Moizard. Art. Scarlatine. *Traité des mal. de l'enfance*, t. I.

Neumann. Die zunge bei scharlach. *Deutsche Wochens. f. Klin. med.*, janvier 1891, et *Deutsch. med. Zeit.*, 1891, n° 63.

Renon. Un cas de scarlatine apyrétique. *Soc. méd. des hôp.*, 1er avril 1898.

Roger (G.-H.). Notes sur quelques mal. inf. *Rev. méd.*, août 1897 et 1899, n° 4.

Saint-Philippe (R.). Démangeaisons dans la scarlatine. *Rev. mens. des mal. de l'enf.*, février 1890.

Wertheimber. Scharlach ohne Fieber. *Müncher med. Wochens.*, 1 juli 1890.

Ward-Irvine. (Scarlatine sans éruption.) *Brit. med. journal*, 16 décembre 1899.

Sang.

Achard et Clerc. Intoxication par l'ac. picrique. *Gaz. hebd.*, 11 octobre 1900.

Berg (Van den). Blutuntersuchungen bei Scharlach. *Arch. f. Kinderheilk.*, Bd. 25, H. 5-6.

Besredka. La leucocytose dans la dipht. *Ann. inst., Pasteur*, mai 1898.

Binaut. *Th. Paris*, 1885.

Bize. Le sérum de Roux et les globules sanguins, *Th. Paris*, 1899.

Bouchut. La leucocythémie aiguë dans la résorption diphtérique. *Gaz. méd.*, Paris, 1868.

Felsenthal. *Arch. f. Kinderheilk.*, 1893. Bd. XV.

Filé (A.). (La leucocytose dans la diphtérie.) *Lo Sperimentale*, 1896.

Gabritschewsky. Du rôle des leucocytes dans l'infection diphtérique. *Ann. inst. Pasteur*, octobre 1894.

Gundobin. Morphol. und Therapie des Blutes bei Kindern. *Jahrburh. f. Kinderheilk.*, 1893.

Kotschetkoff. Le sang dans la scarlatine. *Vratch*, 1891, n° 41.

Leredde. Hématodermite d'origine toxique. *Pres. méd.*, 28 décembre 1898.

— Lésions sanguines dans les érythèmes. *Soc. biol.*, 4 février 1899.

Limbeck (Von). *Grundriss einer klin. Pathol. des Blutes.* Iéna, 1896.

Lowett-Morse. (La leucocytose dans la diphtérie.) *Boston city Hosp. med. a. surg. Report*, 1895.

Mariottini. (La leucocytose dans la diphtérie). *Pediatria*, août 1899.

Monti. Ueber veränderungen der Blutdichte bei Kindern. *Arch. f. Kinderheilk.* Bd. 10.

Pée. Untersuchungen über leucocytose. *Inaug.-dissert., Berlin*, 1890.

Pick. Klinische Beobachtungen über die entzündliche leucocytose. *Prager med. Wochenschr.*, 1890, n° 24.

Rey. La leucocytose dans l'érysipèle. *Th. Paris*, 1899.

Reinert. Die Zählung der Blutkörperchen und deren Bedentung. f. diagnose und Therapie, Leipzig, 1891.

Rieder. Béiträge zur Kenntniss der Leukocytose. Leipzig, 1892.

Schlesinger. Die leukocytose bei diphterie. *Arch. f. Kinderheilk.*, 1896, Bd. XIX, H. 5-6.

Weil. Le sang dans l'infection variolique. *Th. Paris*, 1901.

Weiss. Hämatologische Untersuchungen. Vienne, 1896.

Zappert. Ueber das Vorkommen von eosinophilen Zeilen im menschlichen Blute. *Zeitschr. f. Klin. medicin.* Bd. XXIII, H. 3-4.

Urine.

Haushalter. Sérum antidiphtérique et urines. *Rapp. Congrès de Nancy*, août 1896.

Hèze. La diazoréaction de Ehrlich. *Arch. prov. de médecine*, 1er octobre 1900.

Lobligeois. Note sur la diazoréaction de Ehrlich dans la diphtérie. Sa valeur diagnostique. *Rev. mens. des mal. de l'enfance*, juin 1901, et *Bull. soc. pédiatrie*, mai 1901.

Loeper et Oppenheim. La diazoréaction de Ehrlich. (Rev. gén.). *Gaz. des hôp.*, 25 mai 1901.

Mazaud. Toxicité urinaire dans la scarlatine. *Th. Paris*, 1898.

Morfaux. L'urobilinurie. *Th. Paris*, 1899.

Michaelis. (Quelques cas de diazoréaction dans la diphtérie.) *Soc. méd. int. de Berlin*, janvier 1899.

Pau. Urologie dans la scarlatine. *Th. Paris*, 1894.

Rivier. La diazoréaction de Ehrlich. *Th. Paris*, 1898.

Tissier. L'urobilinurie. *Th. Paris*, 1899.

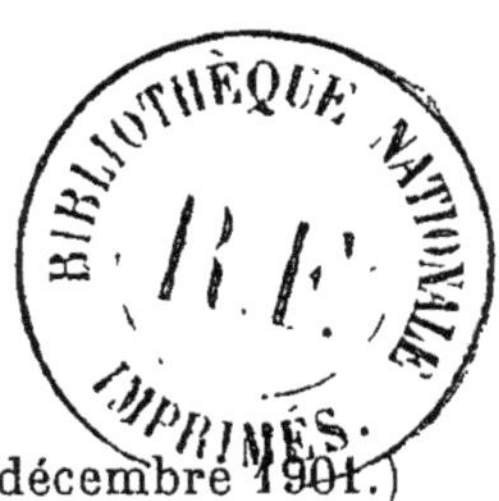

(Travail remis à l'imprimeur, le 25 décembre 1901.)

PARIS. — IMPRIMERIE F. LEVÉ, RUE CASSETTE, 17.